Grigori Grabovoi

GLI ALIMENTI

SEQUENZE NUMERICHE
PER LA VITA ETERNA

Grigori Grabovoi
"Gli Alimenti - Sequenze Numeriche Per La Vita Eterna"
Edizioni L'Arcipelago – 176 pp.
ISBN 978-88-89517-19-2

Work "Gli Alimenti - Sequenze Numeriche Per La Vita Eterna" è stato creato da Grigori Grabovoi nel 2004.

"La redazione del testo è di Edizioni L'Arcipelago"

Prima edizione italiana 2017

Traduzione dal francese di Maria Giovanna Arioli

www.edizionilarcipelago.it

ISBN 978-88-89517-19-2

NOTA DELL'EDITORE

L'informazione all'interno di questo libro è intesa solo come materiale di riferimento, e non come consiglio medico o professionale. Le informazioni contenute all'interno di questo libro, si rivolgono direttamente al lettore per aiutarlo a prendere decisioni consapevoli riguardanti il suo stile di vita e la sua salute. Non è assolutamente inteso come sostituto per qualsiasi trattamento già prescritto o consigliato dal vostro medico qualificato. Non smettete di prendere alcuna medicina se non dietro consiglio del vostro medico curante. L'autore e l'editore non sono professionisti nell'assistenza sanitaria. Questo libro viene offerto come strumento di attuale informazione disponibile, riguardante la gestione della propria salute, per la propria educazione e per il proprio piacere. Come sempre, mai iniziare un programma di salute senza prima aver consultato un qualificato il vostro medico. Il vostro personale uso di questo libro indica l'accettazione di queste condizioni. Grazie!

INFORMAZIONI SU GRIGORI GRABOVOI

Grigori Grabovoi – genio matematico scientifico, chiaroveggente e guaritore – è di origine russa. Egli è l'autore di insegnamenti sulla salute globale dell'umanità, quindi del tutto originali. Egli ha ricevuto e strutturato delle tecnologie di pilotaggio utilizzando forme geometriche, sequenze numeriche e ancora, suoni, colori e forme luminose per riportare tutte le strutture nella "NORMA" del Creatore.

Le sue teorie e insegnamenti mostrano come, per la coscienza, l'Anima e lo spirito sia possibile creare la materia in modo perfetto, e come cambiare istantaneamente il corso di eventi negativi, guarire malattie, rigenerare qualsiasi organo del corpo umano e anche creare apparecchi ad energia libera.

Voi tenete nelle vostre mani uno dei libri del Dr. Grigori Grabovoi sulle combinazioni di cifre e potrete utilizzare queste sequenze per pilotare le vostre imprese, per pilotare le diverse realtà della vostra vita quotidiana, riportando anche il vostro stato di salute nella norma.

Tutte queste serie numeriche rappresentano la norma assoluta e i metodi da utilizzare sono semplici ed efficaci. Per esempio, il numero – 5 1 4 2 4 8 5 3 8 – è sinonimo di "Sonno riparatore".

La struttura vibrazionale energetica e spirituale dietro ogni cifra garantisce la sua efficacia indipendentemente dalla lingua in cui viene espressa. Questa struttura si trova anche dietro ogni parola e ogni elemento chimico.

Questo fatto è importante per l'uomo poiché, all'interno della sua coscienza, ma anche dentro la struttura del suo cervello, esistono dei settori che sono collegati e conformati appositamente ai numeri. E se ci concentriamo su numeri particolari, attiviamo una vibrazione corrispondente a questo settore. Il risultato è che queste vibrazioni non solo agiscono sul cervello, ma anche sull'organismo e sull'intero ambiente circostante. Tutto è collegato.

Esistono diversi modi per utilizzare queste sequenze, per se stessi o per altri. Ogni cifra della sequenza deve essere ripetuta separatamente. Si deve evitare di dirle in blocco. Possono essere memorizzate e ripetute coscientemente come un mantra, sostando su ogni cifra per riceverne la vibrazione. Si può leggere la combinazione da sinistra a destra e da destra a sinistra o partendo dal centro verso le estremità concentrandosi su ogni cifra. Si possono pronunciare mentalmente o ancora guardare l'immagine che rappresenta la parte da rigenerare e pronunciare mentalmente i numeri della sequenza appropriata.

Si possono scrivere su un nastro adesivo e attaccarlo sulla parte malata del corpo, faccia a faccia su un organo o sulle membra. Possono essere portate su di voi, dentro un portamonete, insieme alla carta d'identità che contiene la vostra foto, il vostro nome, la vostra data di nascita. La combinazione può essere posizionata dappertutto nella vostra casa, o dietro i quadri, sotto il vostro cuscino, nella parte posteriore della vostra cintura e all'interno delle vostre scarpe.

Si possono ripetere i numeri sia tre volte a voce alta, o concentrandosi su un bicchiere d'acqua e, mentre beviamo quest'acqua, visualizzare le sequenze che entrano e lavorano in ogni cellula per riportare il corpo e tutto l'organismo nella norma originale. Possiamo posizionare la sequenza scelta per guarire le nostre cellule sul collo di una bottiglia d'acqua (preferibilmente di vetro) e questa rinnoverà l'acqua.

Se non riuscite a trovare la combinazione relativa al vostro problema di salute, il Dr. Grabovoi ha messo alla fine del libro – *La rigenerazione dell'organismo umano attraverso la concentrazione sui numeri*, delle combinazioni collegate a tutte le parti del corpo.

Testa – 1819999

Collo – 18548321

Braccio Destro – 1854322

Braccio Sinistro – 4851384

Tronco – 5185213

Gamba Destra – 4812531

Gamba Sinistra – 485148291

Potete usare ugualmente la sequenza in cima al capitolo collegata alla malattia. Aggiungete a questa la combinazione relativa alla norma di laboratorio (valori normali di esami di laboratorio: 1489999). Anche per il pilotaggio stesso potete usare varie combinazioni. L'utilizzo dei numeri non comporta effetti collaterali quindi non esiste limite al loro uso. Chiudete gli occhi, visualizzate l'immagine di una piccola sfera luminosa bianco-argento che fluttua davanti a voi. Ripetete tre volte le sequenze all'interno della sfera visualizzandole come una spirale che gira in senso orario. Col pensiero comprimete la piccola sfera fino a ridurla in un punto che introdurrete all'interno del vostro cuore o della parte da armonizzare o da guarire. Ripetete l'esercizio fino all'ottenimento del risultato desiderato.

Il Dr. Grabovoi afferma che ogni essere umano dovrebbe essere in grado di portare assistenza ad altri ed egli ci fornisce i mezzi.

Le sue sequenze cifrate ci aprono le porte della conoscenza, permettendoci, grazie alle tecnologie e le esplorazioni della struttura della coscienza, di ottenere la vita eterna.

Siate creativi, originali! La vostra immaginazione e le vostre intuizioni non hanno limiti. Il Creatore è tutto, Egli è un uomo. Lasciatevi ispirare dal vostro sé interiore e abbiate fiducia.

INTRODUZIONE

INTRODUZIONE

Anche il lavoro con gli alimenti ha lo scopo dell'ottenimento della vita eterna e dell'eterno sviluppo, sapendo che il flusso esterno di materia e informazione contribuisce alla nostra tecnica d'evoluzione continua secondo il principio di sazietà sul piano biologico e con l'interazione tra spirito e materia.

Così, quando il nutrimento viene assorbito ed elaborato dall'organismo dell'essere umano, e in generale da tutti gli esseri viventi, esso si carica di un compito comune ed ideologico di sviluppo eterno, che va ad informare le aree corrispondenti all'alimentazione. Quindi diviene indispensabile mantenere la struttura dell'Anima che si manifesta sotto forma di corpo fisico. Gli alimenti rappresentano un sistema informativo universale ed entrando nell'organismo umano, interagiscono con l'Anima.

È logico pensare che l'azione basata sugli alimenti a livello dello spirito costruiscano il corpo secondo il principio biologico e attraverso il pilotaggio spirituale. In questo modo si è in grado di effettuare il passaggio del funzionamento biologico del corpo verso il controllo spirituale della materia fisica grazie all'ausilio degli alimenti. Le sequenze numeriche corrispondenti ai prodotti alimentari dirigono gli alimenti consumati verso la conquista della conoscenza dello sviluppo eterno ottenendo allo stesso tempo la vita eterna dell'essere umano.

Prendere in considerazione anche solo uno degli elementi dello sviluppo del pilotaggio, con le sue molteplici interazioni, vuol dire aiutare l'organismo a seconda delle combinazioni alimentari. Sia a livello chimico e biologico che a livello del metabolismo, l'assorbimento degli alimenti produrrà successivamente diversi effetti. Studiando gli alimenti attraverso la logica dello sviluppo perpetuo, sarà indispensabile padroneggiare i risultati dell'interazione all'interno dei prodotti consumati e riflettere sui processi sconosciuti derivanti da certe interazioni. Queste ultime sono spesso importanti in termini d'interferenza nell'Anima e nello spirito quando intraprendono delle azioni per conoscere l'ambiente circostante.

Il Creatore ha plasmato tutti gli esseri viventi. Ha fatto in modo che le relazioni al loro interno vivano, e ciò che consumano miri a raggiungere il principio della via eterna. Di conseguenza, si deve considerare, in questo contesto, la struttura dello sviluppo dell'uomo in relazione ai suoi intimi pensieri, all'interno dell'area della struttura profonda dell'Anima dove avviene l'organizzazione del corpo umano. Tuttavia, quest'ultimo, è stato costruito per l'Anima ad un certo livello di pilotaggio spirituale. Con ciò, l'interazione con il livello divino viene prodotto nel senso dello sviluppo eterno, obbiettivo divino del pilotaggio. La comprensione di tale nozione permetterà di trovare tecniche coerenti grazie alla percezione dei prodotti alimentari.

Il primo elemento del livello geometrico dentro la percezione umana consiste nel fatto che si può vedere il riflesso degli alimenti all'interno di un particolare emisfero. Visualizzate una mezza sfera a circa 15/20 cm di distanza dal vostro cuore. Questo emisfero è concavo. Proiettate sulla superficie interna di questa mezza sfera diversi alimenti che consumate – per esempio, delle proteine, delle materie grasse, dei carboidrati: essi interagiranno dentro di voi e produrranno in tal modo un impulso di vita umana. L'Anima pertanto studia il processo d'interazione dei vostri alimenti sul piano informativo. Essa permette il passaggio a certi elementi e li dirige dentro il senso di sviluppo perpetuo a correzione del resto. Inizialmente, secondo la sua struttura di creazione e di sviluppo, secondo le sue idee, l'Anima pianifica la vita eterna per il corpo fisico umano. Pertanto, possiamo esaminare qui certi elementi di resurrezione dell'uomo sulla base degli alimenti più favorevoli. Serve rinforzare per poter accelerare la resurrezione di queste persone, si dovrà prima di tutto consumare del latte, dell'acqua e delle sostanze di tinta rossastra. La combinazione di questi tre elementi permetterà di accelerare il processo di resurrezione. La persona che effettua una resurrezione potrà ingerire, al momento del suo pilotaggio, del latte, dell'acqua e delle prugne o ciliegie rosse. Questo permetterà di accelerare il processo, attraverso l'informazione all'Anima del risorto per un effetto più rapido ed efficace.

Si possono ugualmente studiare delle tecniche dove il risorto potrà utilizzare il minimo di alimenti, che gli permetteranno di ripristinare più velocemente la sua materia fisica e stabilire delle connessioni tra materia fisica manifestata e diverse sostanze non manifestate che esistono dentro il regno informativo.

L'uomo evoluto vede e comprende che il risorto utilizzerà le esalazioni di un prodotto di latteria per aumentare la velocità della sua resurrezione e l'Anima si ricorderà del latte. Poi attraverso una trasmissione informativa l'Anima si ricorderà di molti elementi della vita fisica, ed i processi di resurrezione riprenderanno velocemente attraverso la vista del risorto di un Mondo fisico normale.

Dal punto di vista delle tecniche di sviluppo eterno, gli alimenti hanno un valore maggiore se realizzati nell'unione fra elementi differenti di pilotaggio e i vostri contatti costanti con il nutrimento. Essi rappresentano di conseguenza un certo livello di formazione all'interno dello sviluppo eterno. In questo modo noi agevoliamo il sistema evolutivo eterno nell'informazione degli alimenti, e l'uomo ottiene un vantaggio maggiore per il suo stato attuale di salute e la padronanza di futuri avvenimenti. La formazione all'interno dello sviluppo eterno consiste pertanto nel fatto che l'uomo, che organizza inizialmente il suo corpo sul piano fisico, passa al livello di controllo spirituale del suo corpo attraverso la sua coscienza.

Tutti gli elementi fisici, il corpo umano compreso, possono essere trasformati in pilotaggio spirituale con l'aiuto di una concentrazione spirituale – è lo stato di coscienza che può organizzare il corpo, con un minimo consumo alimentare, per esempio, evitando che il corpo si esaurisca. Praticando questo genere di pilotaggio della materia fisica, è necessario evitare l'esaurimento del corpo: l'uomo deve rimanere in buona salute. Se diminuite la quantità di nutrimento e il vostro pilotaggio spirituale non raggiunge il livello di salute, in pratica se voi perdete peso in rapporto al vostro peso normale, dovrete allora consumare più alimenti. Il passaggio verso il pilotaggio spirituale dei processi biologici è innanzitutto la possibilità per tutti gli uomini di controllare il corpo fisico attraverso il pilotaggio spirituale. Pertanto è sempre indispensabile trasmettere questa conoscenza ad altri.

Alcune persone sono in grado di migliorare i processi rigenerativi dei loro corpi e potete essere sicuri che il loro sviluppo eterno può essere veramente giustificato, se insegneranno ad altri come fare. Le persone che sono in grado, durante un lasso di tempo assai lungo, di nutrirsi con un minimo di alimenti abbinato al pilotaggio spirituale, o anche restare senza mangiare per un certo periodo, dovrebbero condividere le loro conoscenze con tutti. Voi potete studiare il pilotaggio spirituale dei processi biologici tra un pasto e l'altro. Voi potete anche esaminare il meccanismo di controllo utilizzato dallo spirito per padroneggiare il corpo fisico. Esercitatevi e noterete che il pilotaggio spirituale dei processi fisici dell'organismo è fatto per lo spirito e non per il sistema biologico.

Grazie agli alimenti, voi sarete in grado di sviluppare questi processi. Quindi, senza sentire la fame, sarà possibile acquisire conoscenze precise sul controllo spirituale dei processi biologici. Queste conoscenze risulteranno essere una riserva per l'organismo in svariate situazioni.

In futuro quando tutta l'umanità potrà evolversi grazie al pilotaggio spirituale, sarà più semplice realizzare uno sviluppo eterno senza consumare i prodotti correnti del XXI° secolo. Lo spirito prenderà il controllo della creazione degli alimenti sani. Nuovi alimenti saranno creati e tutta l'umanità potrà usufruirne come un nutrimento normale.

In tal modo, il prossimo livello di evoluzione – la creazione da parte dello spirito dei prodotti alimentari per la concentrazione – è uno degli elementi da aggiungere al vostro pilotaggio praticando la concentrazione sulle sequenze numeriche. Tutto il sistema evolutivo futuro dovrà essere assolutamente integrato nelle sessioni di concentrazione in modo che gli alimenti possano interagire con l'uomo per un lungo periodo, per esempio, durante 24 ore. Sarà utile anche imparare a fare un rifornimento di alimenti (in un momento nel futuro), per coloro che sono assenti.

La fabbricazione di prodotti alimentari attraverso lo sforzo fisico e spirituale si farà nel modo seguente: se appariranno grazie ad un evento pilotante, se gli uomini saranno in grado di creare un livello informativo sotto forma di sostanze materiali o di un prodotto informativo concentrato che rimpiazzerà un alimento in un specifico momento, che comunque rappresenta un pilotaggio. (Tuttavia, lavorando con le sequenze numeriche si manterrà nella mente l'insieme integro.) Nei capitoli successivi, troverete le sequenze corrispondenti ad ogni categoria di alimenti come anche le tabelle dove sono elencati tali alimenti con le serie abbinate. Concentrarsi su queste serie numeriche vi aiuterà ad ottenere la vita eterna grazie agli alimenti.

LE VITAMINE

LE VITAMINE

Le vitamine fanno parte del nutrimento, è indispensabile normalizzare la loro quantità all'interno dell'organismo. La loro distribuzione è diversa secondo gli alimenti, e il pilotaggio, grazie alle vitamine diviene un fattore supplementare per normalizzare gli elementi consumati in varie proporzioni, spesso non controllate, in accordo con la strategia dello sviluppo eterno.

Il termine 'vitamina' è composto da due parole: "vita", la vita, e "Amina". L'ultima parola indica la presenza di un gruppo di (aminogène) contenenti un atomo di azoto. Il primo livello del vostro pilotaggio, lavora con l'informazione della prima parola 'vita'. Diffonde la vita all'interno del senso dell'evoluzione eterna e verso tutti i microelementi. Prendiamo l'esempio dalla concentrazione corrispondente alla vitamina A, esaminate la sua struttura mentre si trova ad una distanza di 6 m dal corpo fisico umano. Con la vostra vista spirituale visualizzate una piccola sfera luminosa di 2 cm di diametro con dei raggi che vanno e vengono dall'uomo. Il vostro pilotaggio consisterà nel collegare questi raggi insieme formandone uno solo che fluisce verso l'uomo. In questo modo voi normalizzate la vitamina A all'interno dell'organismo allo scopo di ottenere la vita eterna. La vitamina A è un fattore molto importante per effettuare la resurrezione di una persona: il risorto si vede come se camminasse su qualcosa di solido che lo collega alla realtà fisica. Questo significa che la sua uscita nel Mondo fisico sarà realizzata.

Vitamina A

La sequenza numerica per la vitamina A è: **1949753189148174.** Per raggiungere l'immortalità usate la sequenza numerica seguente per la vitamina A: **918617.**

Vitamina B_1

Concentratevi sulle aree informative che costituiscono la vitamina B_1 come un insieme di linee rigide simultanee che si trovano ad una certa distanza dall'uomo. Questo insieme assomiglia alla struttura cristallina d'una sostanza. Ora si effettua un'azione spirituale lungo queste strutture rigide verso i bordi. La sommità di questa struttura può assomigliare ad un cono. Visualizzate delle sfere luminose sulla sommità. Appena l'Anima percepisce le sfere reagisce all'informazione esterna trasformando la luce argentea in oro. Nel momento di passaggio da un colore all'altro, un impulso luminoso di colore chiaro su cui vedrete apparire la sequenza numerica: **4948913986497184.**

Nella tecnica della resurrezione, le informazioni della vitamina B_1, sono quelle che costruiscono il tessuto osseo e il sistema muscolare del corpo fisico.

Vitamina B_2

All'interno della struttura dello sviluppo della vita eterna, la vitamina B_2 è d'importanza capitale poiché è coinvolta sia nella sintesi dell'emoglobina che nell'emopoiesi. Percepite la presenza di certe vitamine in tutte le parti del corpo e considerate l'organismo come un sistema autonomo che determina egli stesso il progresso di eventi esterni.

Utilizzate la sequenza numerica: **497851498649719814891487l.**

Nello sviluppo infinito la resurrezione è un garante della vita eterna: tutti coloro che sono dipartiti saranno resuscitati e vivranno per non morire mai più. La vitamina B_{12} insieme alla vitamina B_2, possiede un valore orientativo associato al fatto che quest'ultima realizza la trasmissione d'informazioni sull'emopoiesi secondo l'indice di similarità. Quando il funzionamento dell'organismo di risuscitamento passa nell'area spirituale all'interno della sfera del processo biologico, la fecondazione con la vitamina B_2 degli alimenti che la contengono in diversi gradi, diventa importante.

La fecondazione con la vitamina B_2 fino alla normalizzazione, conduce alla messa a punto dell'emopoiesi all'interno dell'organismo del resuscitato. Questo passaggio dal funzionamento spirituale al funzionamento biologico viene effettuato in un certo senso più rapidamente grazie alla vostra concentrazione sulla vitamina B_2. Il vostro stato d'animo sarà tale che qualsiasi informazione, ivi compresa quella creata per un'azione spirituale, potrà costituire una ragione per creare un corpo fisico grazie allo spirito che incarna la vita.

Vitamina B_3

Utilizzate la sequenza seguente: **914216514971851491 814.**

Vitamina B_5

Sulla base dei dati stabiliti, certe vitamine giocano un ruolo importante all'interno del metabolismo, normalizzando il sistema nervoso, la funzione delle ghiandole surrenali e della tiroide. Qui utilizzeremo certe fasi di strutture dati della coscienza collettiva. Potrete concentrarvi sulla normalizzazione del funzionamento degli organi interni e di tutto l'organismo in generale. All'occorrenza, se sarà possibile, identificate le linee di pilotaggio ben precise che voi utilizzate grazie a qualsiasi vitamina, a qualsiasi metodo d'alimentazione o di rappresentazione. Immaginate lo stato normale del vostro organismo, del vostro ben essere e buona salute attraverso una sfera situata ad una distanza di 20 m dal vostro corpo.

Concentratevi sul metabolismo, osservate la sequenza numerica: **519491,** che si trasforma in un flusso luminoso attraverso il numero **1,** passano i raggi luminosi eterni verticalmente in rapporto alla percezione poi la serie continua – **497514.** Il numero **4** emette una luminosità diffusa chiara ed argentea nella percezione nascosta e incrocia un raggio che parte là in alto verso l'infinito e così via. Di seguito i numeri **5**, **6** e **7** possono sorgere. La loro apparizione dipende dal punto di percezione. Se cambiate angolo di percezione, per esempio, a sinistra del vostro petto e prendete un punto che si trova a livello della vostra spalla sinistra come punto di riferimento, ci saranno i numero 6 e 7. Se agite nella zona della vostra spalla destra avrete 5 e 6. Vi avverto che il processo metabolico reagisce in funzione di ciò che viene consumato per l'organismo sul piano informativo. Per normalizzare, servirà armonizzare anche l'alimento consumato. Di conseguenza questa o quella informazione può essere normalizzata sotto una forma accettabile. La potrete ottenere partendo dalla vitamina B_5, compresa al momento dello sviluppo del pilotaggio dal pensiero sotto forma d'una serie numerica rigida e fissa. La serie numerica che normalizza l'informazione contenuta all'interno di un alimento stesso prima della sua percezione è: **498718319641.**

Ora, possiamo passare alla normalizzazione del sistema nervoso. Il concetto stesso della norma del sistema nervoso all'interno del regno dello sviluppo eterno è un componente che reagisce nel centro, all'interno ed esterno dell'organismo formando il suo sviluppo eterno. Se noi osserviamo le reazioni del sistema nervoso in diverse situazioni, avremo bisogno di definire una norma standard nel nostro pilotaggio. Per reagire a diversi eventi esterni, il nostro sistema nervoso ha una funzione diagnostica. Il "sistema nervoso moderatamente normalizzato", è quello che ogni persona possiede nel suo riposo abitudinale. Il sistema nervoso deve essere normalizzato per realizzare tutte le funzioni a livello dei parametri segnaletici e di pilotaggio per assicurare la vita eterna.

In questo caso attraverso la vitamina B_5, rappresentata da una sostanza materiale, noi possiamo utilizzare una serie numerica che integrerà questa sostanza. Immaginate una serie all'interno di una struttura di sostanza cristallina o tra le sue molecole. Visualizzate la serie: **491397549641 e 594849871978,** dentro sfere luminose, nonostante il fatto che le differenti serie di cifre percepiscono le proprie azioni come se provenissero da un'unica serie numerica. La coscienza deve evolversi verso un livello dove ciò che si percepisce e si realizza serve ad un obbiettivo creativo. Si può ottenere una tale evoluzione della coscienza attraverso l'incrocio di diversie aree informative, con una identificazione simultanea di un'area indispensabile alla coscienza.

Appare quindi una nuova funzione di serie numeriche, che anche se diverse, assicurano un'influenza tipo su quello o quell'altro organo o sistema. Un passaggio verso altri sistemi può essere effettuato grazie alle funzioni delle ghiandole surrenali e della tiroide. La serie numerica seguente determina che il trasferimento del vostro pilotaggio verso tutte le funzioni e tutti i tessuti dell'organismo, verso tutta la materia, normalizzi allo stesso tempo la funzione delle ghiandole surrenali e della tiroide: **317498519361.**

Dopo il pilotaggio per la vitamina B_5 prendete la serie che riporta alla norma un determinato parametro all'interno di un sistema, ma che corregga anche gli elementi esterni che lo collegano al sistema stesso da linee universali. Utilizzate la serie seguente: **591648949718317.** Il principio seguente permette di ritornare alla norma poichè l'impulso proveniente dal pilotaggio normalizza il sistema stesso e l'ambiente circostante e può anche essere usato spesso all'interno del pilotaggio generale.

Il Creatore agisce costruendo in modo individuale e collettivo. Questo è fatto sottoforma di un insieme e sottoinsieme egualmente regolati. Di conseguenza, qualsiasi struttura è totalmente consolidata all'interno del sistema evolutivo eterno. Questo elemento della coscienza può essere usato per applicare soluzioni ultrarapide. Per esempio, voi comprate una torta al cioccolato e al suo interno inserite mentalmente la sfera contenente la norma assoluta senza ricorrere alla serie numerica. Voi osserverete che questa sfera rappresenta la stabilizzazione assoluta dello sviluppo eterno all'interno dell'universo di linee universali. Questa torta acquisirà proprietà atte a formare e ad assicurarvi la vita eterna.

Vitamina B_6

La vitamina B_6 è indispensabile per il metabolismo dei lipidi e delle proteine. Essi partecipano in eguale misura alla formazione dei globuli rossi e regolano lo stato del sistema nervoso. Questa vitamina in origine era ottenuta sotto forma cristallina. Secondo i dati della coscienza collettiva, è necessario considerare la tecnica di concentrazione seguente: passare la struttura cristallina rigida al livello dinamico del piano fisico. All'interno dello sviluppo eterno, la vita si evolve a partire da forme rigide esterne di pianeti, di spazi etc. Per rendere la vita eterna è necessario pertanto lavorare con queste rigorose norme d'informazioni e con la realtà fisica. Utilizzate la serie: **4975 19121489731864978 1.**

Qui, l'informazione contenuta dentro lo spazio compresso all'interno della serie può avere una struttura sicura, che non incide la vita dell'organismo nella la fase negativa. Questo spazio può essere considerato come un elemento del livello eterno d'interazione dentro gli organismi viventi e le sicure manifestazioni dello spazio-tempo. Questi numeri vi aiuteranno a prevenire l'invecchiamento.

Vitamina B_9

La vitamina B_9 è coinvolta nel metabolismo e nella sintesi degli acidi nucleici e degli aminoacidi; essa stimola la funzione ematopoietica, il funzionamento del cervello e dell'intestino.

Questa vitamina è vicino alla vitamina $B_{12.}$ Desidero farvi notare che le sostanze simili nel piano d'azione possono interagire all'interno dell'area informativa, come sistemi d'azione comparabili. In questo caso è anche la sintesi degli acidi nucleici e degli aminoacidi, che può essere considerata come una conseguenza della formazione dei prodotti di cui il corpo ha bisogno. Questo momento è molto importante perché siete in grado di padroneggiare più processi autonomi, dove lo spirito controlla lo sviluppo delle strutture materiali. Si impara a notare alcune variazioni di questa sintesi di acidi nucleici e aminoacidi e a lavorare sul piano spirituale. Così potrete ottenere un pilotaggio più potente che non dipenderà dalle circostanze esterne e voi avrete sempre il decorso normale degli eventi. Quando il vostro spirito sarà in grado di gestirlo da solo e, non attraverso la vitamina $B_{9,}$ per esempio, avrete un sistema supplementare per lo sviluppo eterno. L'identificazione delle sostanze simili alla vitamina B_{12} servirà a far notare che il sistema adiacente può essere ugualmente controllato sul piano spirituale. Questo significa che è sufficiente a disciplinare la sintesi degli aminoacidi per mantenere qualsiasi organo in buona salute. Certi impulsi uniformi potranno essere trasferiti a livello di approssimazione – ad esempio di pilotaggio per le vitamine B_9 e $B_{12,}$ e voi imparerete ad osservare come viene effettuata una sintesi.

All'interno della coscienza collettiva, esiste un fattore che permette di rendersi conto della stimolazione della funzione ematopoietica del cervello. Considerando il cervello come un sistema di pilotaggio rivolto verso lo sviluppo eterno, noi possiamo, grazie al segnale ricevuto dal cervello e relativo ai nutrimenti, intravvedere l'organizzazione iniziale dell'Universo secondo l'azione di certe vitamine. Con l'aiuto del cervello, noi potremo elaborare uno schema di pilotaggio, controllandolo direttamente, partendo sia dall'obbiettivo che dal punto finale del nostro pilotaggio. In questo caso il principio stesso del pilotaggio, come il suo metodo, si organizzano per la risoluzione di un problema inverso. Noi sappiamo già che l'impulso finale è partito da là e quindi possiamo osservare come avverrà il processo. Dopo di che terminiamo l'osservazione dell'ottica luminosa del pilotaggio sull'impulso primario. Questo permette di decifrare tutti i sistemi intermediari in modo che l'azione dello spirito e dell'Anima possano controllare la materia fisica. Dato che la vitamina B_9 ha un effetto positivo sul funzionamento dell'intestino, possiamo collegare questi effetti all'interazione degli alimenti che sono consumati per l'organismo. L'effetto positivo si diffonderà anche su questi alimenti e su quelli che saranno consumati in futuro o che sono stati consumati precedentemente. Si tratta di un pilotaggio rivolto al futuro eterno e concerne tutti i prodotti alimentari. Potete ugualmente sintetizzarli per la vostra coscienza usando la sequenza: **49831689851964971.**

Nell'utilizzo delle tecniche dello sviluppo perpetuo è importante che gli alimenti più sani – che contribuiscono alla vita eterna di un solo uomo e di tutta l'umanità – siano strutturalmente riuniti in una categoria precisa, comprensibile a tutti.

Grazie al sistema vitaminico, possiamo strutturare gruppi differenti di prodotti all'interno di un insieme situato sotto le vitamine. Per ogni vitamina esiste un gruppo di prodotti che deve essere consumato. Possiamo fare altrimenti: un gruppo di prodotti formano una vitamina. Di conseguenza la concentrazione sugli alimenti più utili allo sviluppo eterno è giustamente identificabile in termini di scoperta di collegamenti interni alla struttura della vita eterna. Il Creatore ci ha offerto gli alimenti misurati per realizzare lo sviluppo eterno e anche noi possiamo identificare queste connessioni e cercare di correggerle in funzione delle nostre esperienze personali. Nella scelta del vostro nutrimento realizzate certe azioni e provate ad osservare attraverso il "pensiero interno" come selezionare un prodotto dall'altro. Il concetto di pensiero interiore significa che voi introducete il vostro pensiero all'interno dell'alimento o all'interno di un'area informativa, e da là scegliete le informazioni che più vi sono affini.

Certe azioni assomigliano a quando voi toccate un prodotto con un dito e percepite delle sensazioni tattili che vi permettono di determinare la sua densità, la sua temperatura, etc. In questo modo voi fate uscire la struttura della vostra coscienza e la fate entrare direttamente dentro la realtà fisica del vostro prodotto alimentare, ricevendo la risposta dalla vostra coscienza che, in quel momento, è più vicina del cervello al corpo fisico. La coscienza appare nella relazione uomo-alimento sotto forma di un alimento preciso e controllabile in termini di presenza intorno al corpo fisico. Noi siamo quindi in grado d'influenzare l'alimento per la nostra coscienza, di cambiare la sua struttura indirizzandola verso lo sviluppo eterno. Si conoscono già gli effetti del pensiero su una sostanza. Questi effetti sono stati osservati a seguito di esperimenti comprovati: l'effetto su una sostanza in un video, o su una pellicola cinematografica. Questi esempi corrispondono al controllo di sostanze fisiche con l'aiuto di attività celebrali. L'area informativa corrispondente a questi fatti all'interno della coscienza collettiva, potranno essere utilizzati per influenzare direttamente la sostanza degli alimenti in modo da normalizzare i loro ingredienti e assicurare lo sviluppo eterno. Scegliete una sequenza di vostra scelta per ottenere la normalizzazione corrispondente.

Per la vitamina B_9 – il pilotaggio verso lo sviluppo perpetuo e la resurrezione di coloro che sono dipartiti, come l'immortalità dei viventi corrisponde alla sequenza: **94931831749861.**

Al fine di ottenere l'immortalità per tutti i viventi, utilizzate la serie: **59458931948 61.** Potete lavorare con diverse serie numeriche in modo da ottenere l'immortalità per tutti gli altri, componendo dei sistemi di due o tre serie per diversi elementi. Grazie a questo, gli eventi della vita eterna saranno assicurati.

Vitamina B_{12}

Il vostro pilotaggio spirituale per la vitamina B_{12} nell' area dell'immortalità si esegue nel modo seguente: concentratevi con l'aiuto della vostra Anima o della vostra visione spirituale sulla serie numerica: **94971849864.** Dopo di che immaginate una sfera chiara tra le cifre e la serie numerica: **314891398647.** Queste cifre avvolgono tutta la superficie esteriore della sfera.

Quando questa visualizzazione sarà compiuta, il principio d'immortalità si realizzerà. Questo principio consiste nella propagazione immediata dell'immortalità all'interno di tutti i tessuti del corpo e di tutti gli eventi esterni. Questo passaggio verso gli eventi esterni significa che la vitamina B_{12} sarà identificata e potenziata dentro la struttura del sistema esterno e dentro gli alimenti. È anche un buon principio diagnostico che vi aiuterà a vedere se un alimento è di buona qualità o no, grazie alla serie numerica corrispondente alla vitamina $B_{12.}$ A seguito dell'evoluzione delle tecniche di vita eterna, a volte, sarà importante aumentare, dosare o normalizzare la presenza di questa vitamina negli alimenti. Quindi, prima di consumare un prodotto ricco di vitamina B_{12} o se si trattasse di alimenti per cui avete dubbi sulla presenza o l'assenza di questa vitamina, normalizzate questo alimento con l'aiuto della serie corrispondente immaginandola accanto all'alimento o pronunciandola mentalmente.

Vitamina D

Il pilotaggio che voi praticate per le altre vitamine può essere aumentato e potenziato in termini oggettivi se voi utilizzerete la struttura della vitamina D per sistemare il controllo attraverso le vitamine. È importante effettuare il vostro pilotaggio spirituale secondo tre livelli. Il primo livello è un livello sistematico di associazione delle vitamine orientato verso l'obbiettivo dello sviluppo perpetuo; il secondo livello rappresenta la trasmissione della conoscenza e dell'esperienza del piano informativo dell'organismo verso il centro esterno; infine, il terzo livello è l'ottenimento obbligatorio della vita eterna con l'aiuto dell'interazione con le strutture esterne non rigide: la luce etc.

La serie numerica del primo livello è: **19431754964851491.** Per il secondo livello è: **31649489451721,** e il terzo corrisponde a: **2414987.**

Vitamina E

Ecco la tecnica di concentrazione per questa vitamina: visualizzate la struttura della vitamina E come delle sfere disperse intorno al vostro corpo fisico e cercate di capire come una pianta percepisca la vitamina E. Osservate come la percezione di un altro oggetto informativo è una giunzione con queste sfere sotto forma di elementi che assomigliano ad un soffio di vento. Le sfere cominciano a rotolare e voi percepite la vitamina E nella sua dinamica, che serve come fattore riproduttivo a livello di stabilizzazione dati. Se precedete il pilotaggio della percezione e concentrazione sulla serie numerica qui di seguito essa vi permetterà di ottenere la vita eterna e il vostro sviluppo verso l'infinito.

Per la vitamina E utilizzate la serie numerica qui di seguito: **91971851431964819l.**

Secondo alcuni dati, la vitamina E stimola l'attività muscolare e la funzione delle gonadi. Se noi confrontiamo queste funzioni al loro interno, vedremo che nel processo evolutivo infinito ogni elemento dell'attività umana è importante e può assicurare questa evoluzione. Lavorate con la serie seguente per la vitamina E: **498713219498647.**

Nel trasmettere i dati al risorto potete usare il processo in cui diversi elementi e vitamine vengono introdotti insieme all'informazione nella struttura del risorto. Dopo di che questi elementi e vitamine acquisiranno delle forme precise e finiranno nel livello interattivo d'informazione del risorto con l'ambiente esterno. Di conseguenza, possiamo tener conto dell'effetto di certe sostanze su qualsiasi processo evolutivo continuo.

Se noi trasmettiamo delle vitamine a elementi più complessi per esplorare l'ambiente esterno ed interno, la serie **219497319** ci sarà utile per rinforzare l'interazione del pilotaggio con la materia fisica e all'occorrenza a certe sostanze. In questo contesto potremo risolvere delle situazioni collegate allo spazio infinito. In tal modo, per esplorare tutti gli spazi e utilizzare la struttura delle sostanze (nel nostro caso si tratta della vitamina E) concentratevi sulla serie numerica **519317949478.**

Certe tecniche di concentrazione formano all'interno della coscienza le stesse attività e le loro soluzioni. Il meccanismo di coscienza creativa di tali punti, che noi possiamo risolvere con l'aiuto della loro stessa coscienza, e che ci assicurano la vita eterna, rappresenta ugualmente un'azione di certe serie numeriche se aggiungiamo davanti alla sequenza le cifre: **294891.** Lo sviluppo può essere considerato come l'inizio della serie del corpo fisico nel senso opposto. Tutto lo spazio esterno e tutte le informazioni esterne si ritrovano allora dentro uno strato informativo che assomiglia ad un ventilatore. Come le pale di questo ventilatore, noi possiamo studiare l'interazione all'interno di tutti i sistemi esistenti: la società, l'organismo, l'ambiente esterno. Partendo dalle connessioni interne, un collegamento più profondo sorge e appare sul piano informativo. Grazie a questo, diviene chiaro come il metodo dentro il sistema sociale sia legato tramite i prodotti alimentari che consumiamo. Certe tecniche permettono di ripulire tutto l'organismo dal punto di vista delle sostanze assorbite. Inoltre è un buon strumento per normalizzare il vostro stato con l'aiuto degli alimenti e della correzione degli avvenimenti all'interno del senso dello sviluppo eterno.

Osservate la struttura dello sviluppo della società in un settore della vostra percezione e la presenza degli alimenti dentro un altro. È possibile identificare la presenza degli alimenti su un'area geometrica. Introducete un lasso di tempo per la consumazione e osservate come si diffondono nel vostro organismo indirizzandovi verso lo sviluppo perpetuo. Voi potrete scegliere in questo modo nuovi prodotti alimentari e combinarli secondo i vostri gusti e inventare ricette di cucina che vi indirizzino in questo senso. Sarete in grado d'entrare nell'Eternità scegliendo coscientemente gli alimenti con l'aiuto della serie: **498641 01948.**

Prendete una banana, un pomodoro, una mela o un altro alimento. La combinazione della mela e della banana in una certa proporzione vi offrirà un livello superiore di pilotaggio della combinazione risultante tra la mela e il pomodoro, per esempio, se avete fame. Se invece non avete fame, per la stessa azione, è sufficiente una banana o una mela.

Percepite e osservate nel vostro controllo spirituale cosa appare sulla base della consumazione. Il consumo alimentare può essere paragonato ad un processo intellettuale serio sul piano informativo. Quando sarete in grado di decifrare queste informazioni, vedrete che lo stesso piano della creazione dell'organismo, secondo l'accesso agli alimenti, è un elemento molto importante nello sviluppo dell'Universo, dove l'organismo che si evolve nel senso dell'Eternità trasmette la conoscenza e le informazioni corrispondenti a tutti i sistemi esterni. Il gruppo degli alimenti sarà presente finalmente sotto forma d'informazioni concentrate.

Diverse specie animali che vivono sul pianeta come diverse specie di piante consumano quello o quell'altro nutrimento. Di conseguenza, un solo livello d'equilibrio appare. È la fonte di un'energia universale per lo sviluppo eterno di tutti gli esseri. Se parliamo dello sviluppo dell'uomo, degli animali e delle piante, grazie alla serie: **2948168,** è possibile creare un livello universale dal punto di vista del consumo all'interno delle aree informative, dato che nessuna specie ne distrugge un'altra, e lo sviluppo eterno è assicurato a tutti. Noi parliamo della creazione di un tale sistema dentro la realtà fisica, che ci condurrà allo sviluppo perpetuo. Tuttavia, questo piano informativo, questa fonte d'energia è sempre visibile per ogni essere e può risultare un accesso di natura informativa sul piano della coscienza. È indispensabile la formazione di una sua propria coscienza e anche del suo orientamento verso altri sistemi, e questo è possibile grazie alla serie: **3194819804.** Per conoscere questo fenomeno e comprendere come esso si produce, serve fidarsi delle proprie sensazioni interiori al fine di valutare la situazione connessa al consumo di un alimento. Per esempio, un uomo o un cane mangiano una mela. A seguito di questa consumazione, appare una similitudine di processi metabolici, a quella del processo di percezione. Grazie al paragone, possiamo comprendere il livello di percezione in un cane. La similitudine della percezione consiste in ciò di cui noi abbiamo bisogno per decifrare di quale connessione, il cane o un gatto o tutte le altre specie di animali o di piante, necessitino per la vita eterna. La serie numerica per creare tale connessione è: **5986418**. Se voi pronunciate mentalmente la serie: **8941898**, questa vi aiuterà a formare nel **cane** la connessione necessaria ad ottenere la vita eterna e lo curerà se immaginerete questa serie sugli alimenti che consuma. Per fare la stessa cosa per il **gatto** la serie numerica è: **471918498.**

Si scopre che l'interazione degli alimenti unisce le specie sul piano della conoscenza della realtà nel senso dello sviluppo eterno. È auspicabile incoraggiare questo importante fattore all'interno del vostro pilotaggio in modo da accomunare l'azione del pilotaggio rispetto agli alimenti nel senso dello sviluppo perpetuo. Si possono osservare nelle azioni degli animali o delle piante il manifestarsi di certe somiglianze secondo criteri diversi dell'essere umano. Tuttavia si sarà in grado di avanzare in modo più sistematico secondo l'idea generale dello sviluppo infinito per tutti gli esseri. Comunque la sostituzione degli alimenti per il pilotaggio spirituale accadrà a seguito della sovrapposizione delle informazioni e dei tempi e modi globali. E sarà certamente influenzata dal punto di vista dell'ideologia e dei valori della società. Noi abbiamo bisogno di esaminare un alimento dall'angolo della realizzazione della socializzazione della conoscenza per formare la struttura dell'evoluzione perpetua.

Per fare questo noi potremmo classificare gli alimenti per categoria, tipo, etc. Per esempio gli alimenti di colore rosso ci assicurano un livello di conoscenza dello sviluppo perpetuo più vicino al corpo; gli alimenti di colore bianco, un livello strategicamente remoto, e così via. L'utilizzo dei colori a questo livello di percezione non ci permette solo di fissare, di concentrare e di diffondere il nostro pilotaggio, ma anche di avanzare così che gli alimenti saranno presi in considerazione in modo più approfondito secondo il loro prossimo obbiettivo all'interno dello sviluppo eterno.

IL LATTE
E I PRODOTTI CASEARI

91471831949181

IL LATTE E I PRODOTTI CASEARI

Prendiamo un esempio dalla tabella della pagina 41 *la bryndza* al latte di vacca. Immaginate la forma dell'informazione che corrisponde a questo prodotto. Spandete l'azione di questa forma sull'elemento della coscienza orientato verso l'evoluzione eterna per tutti gli esseri. *La bryndza* è fabbricata con il latte. Il latte non è un prodotto che causa l'arresto dell'attività vitale. Noi possiamo allora percepire la *bryndza* come un alimento situato ad un livello sociale all'interno di una categoria che non distrugge nulla.

Durante la percezione, esaminate queste informazioni come delle superfici planari curve che si trovano ad una distanza di 5 m da voi. La prima superficie planare significa che il latte non ha raggiunto la capacità di chiunque o la vita degli altri; la seconda, il latte è di grande utilità; la terza, il latte può essere presentato sotto forma di un prodotto trattato – *la bryndza*. Quindi immaginate questi tre strati. Collegateli mentalmente e a questo punto appaiono numerose serie numeriche che si formano nella vostra coscienza sotto forma di cifre separate. In modo da poter studiare le cifre che nascono a seguito della vostra comprensione della direzione da prendere per il vostro sviluppo legato agli alimenti. Passiamo ad altri alimenti.

Yogurt naturale 1,5% di materie grasse

Perché lo yogurt con 1,5% di materie grasse è più adatto che quello con 0, 5%? Con che cosa questo elemento, il grasso, è legato? Oppure è solo uno standard alimentare che fa si che lo yogurt sia più venduto? Allora perché?

Analizzando la distribuzione di velocità degli alimenti, noi comprendiamo che il numero di prodotti che sono più consumati è collegato al fatto che questi prodotti contengono delle informazioni sullo sviluppo eterno. E basandovi sull'attività dei vostri pensieri, provate a trovare dentro questi alimenti, come all'interno di alimenti più rari, il concetto orientato verso la formazione dello sviluppo perpetuo.

A questo riguardo è necessario tener conto dei numerosi fattori che determinano le interdipendenze. Per esempio: kéfir magro/intero. Per trasferire le proprietà d'un alimento verso un altro, concentratevi sulla serie: **498641019.** La differenza tra il kéfir magro e quello intero non riguarda solo la percentuale di materie grasse, ma risiede anche nel gusto che può distinguere, all'interno del prodotto, l'alimento d'eternità.

Noi possiamo gestire questo prodotto, cioè dirigerlo nel senso dell'evoluzione eterna, se esso possiede un'area stabilita all'interno della coscienza collettiva.

Per esempio, per il formaggio bianco a 0% di materie grasse, ci vorrà una tecnica di pilotaggio, mentre per il formaggio bianco grasso ce ne vorrà un'altra.

Latte

Ora, parliamo di latte. Qui si tratta d'un pilotaggio più socializzato. Il latte acido corrisponde ad un sistema di pilotaggio a lungo termine; il latte intero in polvere, ad un pilotaggio a breve termine.

Quindi è possibile costruire all'interno della vostra coscienza una gradazione interiore di sistemi di pilotaggio. In questo contesto il latte concentrato rappresenta un pilotaggio di terzo tipo caratterizzato da un'alta densità, che si riferisce ad un pilotaggio intenso.

Latte cagliato

Questo tipo di pilotaggio comprende più sistemi esterni all'essere umano. Voi potete diffondere il vostro pilotaggio per vedere se è controllabile dal punto di vista di quel o quell'altro alimento. Nel caso del latte cotto al forno e cagliato, si tratta più del controllo del processo interiore dell'organismo.

La classificazione interna di cui abbiamo già parlato può essere fatta ugualmente secondo la percentuale di grassi. Per esempio, il pilotaggio per la panna contenente il 10% di materie grasse serve a normalizzare il funzionamento del sistema cardiovascolare in modo che ci sia il collegamento con gli elementi esterni – ovvero il controllo degli avvenimenti remoti.

La panna al 20% di materie grasse rappresenta piuttosto il sistema motorio e la matrice dei processi connessi ai punti tattici.

Panna fresca

Continuiamo ad esaminare i prodotti caseari. È ugualmente possibile analizzare la nozione percentuale allo stesso modo. La panna fresca al 10% di materie grasse, all'interno dell'evoluzione continua, corrisponde all'azione delle mani: uno scultore crea un opera, un pittore attinge, uno studente scrive con una penna etc. La panna fresca al 20% di materie grasse corrisponde alla riflessione su ciò che è stato creato. In tal modo nel contesto di un solo prodotto in funzione di una percentuale, per esempio, il contenuto di grassi, noi possiamo osservare durante il pilotaggio, ciò che accade ad un'azione dall'inizio alla fine.

Logicamente se noi consideriamo un prodotto sotto forma di schema o partizioni dentro delle sotto strutture, componenti dello stesso peso del prodotto – noi vedremmo che un solo prodotto contiene tutto ciò di cui abbiamo bisogno per il livello evolutivo iniziale, fino alla conoscenza del livello supremo. Ogni prodotto alimentare quindi risulta essere una fonte di sviluppo perpetuo.

Ricotta dolce e vaniglia

Nel caso della ricotta dolce e della vaniglia, la densità d'informazioni aumenta. Queste informazioni più concentrate agiscono in modo più ampio. Esse contengono l'inizio d'una azione e l'azione che ne consegue. Più il prodotto è denso (formaggio Rossisky, formaggio Olandese, formaggio Svizzero) in quanto a connessioni interne, più l'intensità del pilotaggio sarà elevata. Pertanto, cambiando le proporzioni degli alimenti noi possiamo cambiare il nostro pilotaggio.

Noi possiamo preparare ricette di cucina destinate alla realizzazione della vita eterna. Cucinando i soliti piatti, modificandone però la quantità di sale o di pepe o di spezie, una volta che il piatto è pronto, questo orienterà la nostra alimentazione verso il senso di vita eterna e dello sviluppo perpetuo.

Formaggio di Pochekhonie

Prendiamo il prodotto russo, formaggio di Pochekhonie. Esaminiamo il suo componente verbale, cioè la sua denominazione. Visualizzate ad una distanza di 5 m una piccola sfera luminosa di 2/3 cm; con la sua luce brillante essa ci condurrà verso il nome del prodotto "Pochekhonie".

Questa sfera comincerà ad aumentare fortemente indicandoci i contatti essenziali con i livelli globali d'informazione. Queste aree "macro informative" presenteranno la storia di fabbricazione di questo formaggio. Secondo i parametri storici laddove vivano i proprietari dei prodotti con i loro obbiettivi e le loro fabbriche, voi otterrete la possibilità di padroneggiare i vostri eventi passati. Per poter gestire degli eventi prossimi infiniti grazie alle informazioni del vostro passato, utilizzate il principio "di trasportare" degli eventi che si sono verificati. Immaginate che tutta la serie di eventi passati sia un nastro che si ripiega su se stesso e voi lo utilizzate per un numero infinito di volte.

Tutta la storia del prodotto per un paio di centinaia di anni rappresenta una sfera informativa (essa può essere anche di forma cilindrica) che rotola davanti a voi manifestando le sue proprietà. Prima di tutto aggiungete a queste proprietà quelle dell'evoluzione eterna, poi inserite gli elementi del passato per verificare se il sistema funziona per il presente. L'apparizione di tinte chiare nel momento attuale confermerà che il vostro controllo spirituale è corretto. Per pilotare decentemente, osservate tutti i processi del vostro pilotaggio a distanza come da un ponte di comando, introducendo certi parametri ne deriveranno altri: di conseguenza tutte le proprietà del prodotto alimentare diverranno visibili ivi compresi quelli utili allo sviluppo eterno. Diffondendo tali dati nel futuro li svilupperete. L'evoluzione avviene non soltanto grazie alla vostra matrice dell'alimento, ma anche con l'aiuto della reazione del vostro organismo. È possibile correggere alcune delle sue funzioni per adattarle alla vita eterna.

Formaggio a pasta molle

Per quanto riguarda il formaggio a pasta molle, prendiamo le informazioni relative alla parola "molle". Questa parola riguarda una tecnica speciale di fabbricazione del formaggio. Secondo una tecnica, voi potete strutturare il vostro pilotaggio a partire da un impulso iniziale grazie al fatto che potete determinare la tecnica di fabbricazione di un alimento a partire dalla sua denominazione. L'essenza di certe tecniche consiste nel fatto che certi impulsi iniziali comprendono già tutti i sistemi di pilotaggio quindi non è necessario esaminare lo sviluppo informativo del passato: tutto è presente all'interno della sfera di pilotaggio stessa che voi percepite tramite la visione spirituale. Più la vostra percezione è potente, più il vostro pilotaggio si evolverà nel senso dello sviluppo eterno. In questo stato dovete spostare mentalmente la sfera verso gli eventi futuri utilizzando degli sforzi volitivi mentali e riceverete un segnale di ritorno da questa sfera. Più esso sarà fisso e preciso, più chiaramente lo indirizzerete verso il senso dell'evento a venire, visto che la vita eterna è una struttura abbastanza rigida all'interno della vostra percezione ed è riconosciuta come un sistema indeformabile di collegamenti informativi.

Pertanto, lavorando con il formaggio a pasta molle, voi effettuate un passaggio verso il sistema stabile di sviluppo eterno, dove le leggi sono inequivocabili sul piano della non distruzione, del divieto di uccidere e della vita eterna.

Ricotta bianca intera

Questo alimento può essere considerato come un processo relativo ad uno specifico pilotaggio. La ricotta bianca parzialmente scremata o la ricotta bianca scremata permettono di variare certi componenti all'interno del quadro di un solo alimento. Questo è il contenuto di materie grasse. Voi conoscete bene il proverbio, *Goccia a goccia, l'acqua scava la roccia.* Altrimenti detto, cercare di usare aree non evidenti. Servitevi del principio dell'approccio dinamico ad un pilotaggio specifico dove diverse tonalità assicurano lo sviluppo infinito. Riassumendo, concentrandovi sulla serie numerica che si rapporta con la ricotta, percepite le informazioni di questo alimento ad una certa distanza dal suo peso fisico. Osservate la luminosità che emette questo alimento. Essa corrisponde alla vita eterna e all'evoluzione infinita.

All'interno di questa luminosità visualizzate la serie: **258041 818**, questo aiuterà a far ottenere la vita eterna a tutti coloro che consumeranno questo prodotto.

Potete anche utilizzare la tecnica di pilotaggio che consiste nel trasferire i dettagli del pilotaggio verso lo scopo finale, la realizzazione della vita eterna. Pertanto quando avanzate verso l'obbiettivo del vostro pilotaggio, all'interno dell'elemento che realizza questo scopo esso deve essere già realizzato. In tal modo, voi otterrete un livello abbastanza diversificato per questo pilotaggio, che contiene tutti i componenti dei sistemi futuri di pilotaggio realizzati. Certe tecniche rendono il vostro pilotaggio stabile per assicurarvi lo sviluppo eterno.

LATTE E PRODOTTI CASEARI 91471831949181	
Latte	59437121849728
Latte acido	46971536748947
Latte cagliato	49678493184971
Latte concentrato	58671831749884
Latte concentrato zuccherato	59432167849874
Latte cotto al forno e cagliato	89121898112948
Latte intero in polvere	54937689439872
Bryndza al latte di mucca	64879421831848
Panna 10% di materie grasse	59842136718951
Panna 20% di materie grasse	21431567489451
Panna fresca al 10% di grassi	59864174931981
Panna fresca al 20% di grassi	49806412898131
Formaggio a pasta molle	49569179451679
Ricotta parzialmente scremata	59862179849654
Ricotta scremata	34961831758421
Ricotta intera	59874931749879
Ricotta dolce e vaniglia	59467194894718
Formaggio Olandese	59421831974851
Formaggio da Pochekhonie	54961721979184
Formaggio Svizzero	56431981949864
Formaggio Rossisky	54849679459481
Kéfir intero	54864739849751
Kéfir magro	51831484931784
Yogurt naturale al 1,5 di grassi	68437129836481

LE MATERIE GRASSE

5496418911

LE MATERIE GRASSE

Per quanto riguarda i prodotti come le materie grasse, la margarina e il burro, il vostro pilotaggio viene fatto tramite una combinazione di alimenti che conducono alla sostituzione di un prodotto per un altro, in funzione dell'obbiettivo inteso per la vita eterna. Il pilotaggio è legato a tre categorie di alimenti che si presentano sotto forma di tre sfere. La loro interazione avviene in corrispondenza della giunzione delle aree informative, dove il grasso naturale creato senza distruzione rappresenta una categoria, mentre l'altra categoria comprende il grasso animale, dove noi posizioniamo l'oggetto di evoluzione infinita degli animali. All'interno del campo informativo, i grassi animali dovrebbero diminuire e scomparire. Il pilotaggio che riguarda la margarina deve essere realizzato in un sistema di consumazione pubblica. Per poter ottenere la vita eterna per tutti gli esseri noi possiamo aumentare il consumo di burro.

Quando questo pilotaggio funziona, tutte le sfere, che corrispondono a schemi funzionali e allo stesso tempo agli alimenti reali, determinano le informazioni di un futuro sviluppo. Noi facciamo uscire il grasso animale dal pilotaggio e introduciamo il fattore dell'evoluzione eterna all'interno della fonte dove il grasso animale e stato ritirato.

Grassi alimentari

Per quanto riguarda i grassi alimentari, è necessario passare i dati del pilotaggio allo stato primario dei grassi e introdurre di conseguenza un livello di sviluppo eterno per tutti gli altri.

Prendiamo l'esempio del lardo o pancetta. Se voi incontrate un tale prodotto, effettuate il vostro pilotaggio spirituale rivolto all'evoluzione eterna per tutti gli obbiettivi informativi. Un giorno, la civiltà e la coscienza collettiva raggiungeranno un tale livello di sviluppo che l'idea che tutti gli esseri viventi debbano vivere per sempre sarà perfettamente accessibile ed evidente.

Questo pilotaggio è già indispensabile ora che i grassi animali vengono ancora consumati.

Margarina al latte

La prospettiva evolutiva del vostro pilotaggio è ben specifico se paragoniamo i grassi animali. Questi riguardano la margarina per i sandwich e la maionese. Gli ingredienti utilizzati per fabbricare questi alimenti non distruggono la vita degli animali. Il processo stesso di estensione della consumazione di questi prodotti secondo l'obbiettivo della vita eterna, consiste nel creare nuovi tipi di alimenti utilizzando risorse diverse che rimpiazzeranno i grassi animali, ma in base alla loro qualità, essi saranno più efficaci e corrisponderanno all'obbiettivo dello sviluppo eterno. Concentratevi sulla serie numerica: **2914893190 598.**

Olio vegetale

Per l'olio vegetale, dovete usare il vostro pilotaggio secondo il principio di sviluppo eterno per tutti gli esseri viventi per poter creare le condizioni che corrispondano alla fabbricazione di un olio composto da parti vegetali che non influenzino la pianta stessa. Fate una selezione di controllo nella vostra coscienza e, attraverso la vostra intuizione e logica, realizzate questo pilotaggio al fine di raggiungere la vita eterna per tutti. Allo stesso tempo, voi riceverete un effetto di olio vegetale corrispondente all'obbiettivo di sviluppo perpetuo. Questo alimento, all'interno della coscienza collettiva, possiederà il principio di lubrificazione: voi potrete in questo modo accedere alla struttura della coscienza collettiva tramite l'utilizzo dell'olio nei diversi meccanismi che permetterà loro di funzionare più a lungo. Utilizzate tutte le informazioni di questo prodotto. Quando consumate dell'olio vegetale, tenete a mente che voi avete bisogno di questo alimento poiché possiede la funzione di lubrificante. Questi pensieri informativi, come quello che l'olio lubrifica, si diffonderanno come qualità positive nella vita eterna. L'utilizzo di diverse proprietà di alimenti per la vita eterna si realizzano tramite la concentrazione sulla serie: **89101498 019.**

Pertanto, è sufficiente il semplice pensiero sullo sviluppo eterno, senza parlare del fatto di consumare degli alimenti con l'intenzione di renderli al futuro senza danneggiare nulla, in questo modo noi orientiamo il nostro organismo nel senso dello sviluppo eterno attraverso i nostri pensieri.

Burro

Nella proprietà di ogni alimento, esiste un livello specifico d'informazioni proprie ad assicurare la vita eterna, che sono state integrate fin dalle origini. Il consumo di burro crea la struttura di sviluppo eterno. La serie numerica per realizzare la vita eterna con l'aiuto del consumo dell'alimento è la seguente: **298917 2819.**

Esistono degli alimenti che contengono componenti di vita eterna. La storia riporta numerosi fatti riguardanti l'utilizzo di elisir che prolungano la vita. Secondo il livello presente della coscienza collettiva, noi possiamo usare delle ricette di sviluppo perpetuo. Citiamo un esempio: prendete 2 g di burro chiarificato, 3 g di burro e 3 g di olio vegetale. Mettete questi ingredienti in un piccolo tegame e portateli al punto d'ebollizione, dopo di che lasciate riposare per 24 ore. Ventiquattro ore più tardi, al minuto, bevete questo "cocktail" che assomiglia ad un elisir di vita eterna.

All'interno del nostro pilotaggio spirituale, l'elemento essenziale non è l'alimento propriamente detto, ma l'integrazione di questo alimento in un sistema definito di eventi. Per queste ricette, ciò che è spesso importante, è la posizione della luna e del sole piuttosto che di altri fenomeni dell'ambiente interno ed esterno. Per la preparazione di certi alimenti non si deve essere arrabbiati e bisogna concentrarsi su qualche cosa, per esempio, immaginare la fiamma di una candela ad una certa distanza etc. In generale è molto importante capire la struttura dei prodotti alimentari al fine di evitare di perdere del tempo ogni volta sui dettagli che rientrano nei sistemi materiali. Tuttavia invece di mischiare il burro chiarificato con il burro e l'olio vegetale fisicamente, immaginate tutto semplicemente in una sfera informativa che corrisponda a questi elementi, e concentratevi sulla serie numerica: **9184919,** che appare su questa sfera e che vi assicurerà la vita eterna sulla base delle informazioni degli elementi amalgamati. I vostri pensieri formati da una tale rappresentazione creeranno uno stato d'animo che vi assicurerà la vita eterna all'interno di qualsiasi circostanza, anche se non si hanno gli ingredienti sopra menzionati. Ne consegue, che l'evoluzione della vostra coscienza e del vostro spirito sarà assicurata a livello di vita eterna diventando un modo oggettivo e reale di vivere per tutti.

MATERIE GRASSE, MARGARINA, BURRO 5496418911	
Burro	4795167915
Burro chiarificato	2194893190
Grasso alimentare	1482413967
Olio vegetale	6497283971
Margarina al latte	5496973185
Margarina per sandwich	4964785496
Maionese	5813948215

IL PANE
I PRODOTTI DEL PANE
E LA FARINA

31961871481

IL PANE I PRODOTTI DEL PANE E LA FARINA

Lo spirito e la coscienza uniti nel consumo degli alimenti sono degli elementi importanti del vostro pilotaggio. Pensate al proverbio "*alla fame tutto è pane*". Noi diciamo la stessa cosa sul riso in Asia. Gli alimenti essenziali in questi proverbi provengono dal Mondo vegetale.

L'unione tra coscienza e spirito nell'area informativa di un alimento, permette di diversificare la qualità di questi alimenti nel senso dello sviluppo perpetuo. Pertanto, quando mangiate del pane di segale e pane di grano, voi sentite la differenza. Queste differenze nel consumo del nutrimento sono una caratteristica molto importante dell'evoluzione della coscienza e dello spirito nel senso dello sviluppo perpetuo. Il vettore informativo della percezione corrispondente al pane di segale è orientato verso il regno della coscienza, e quello che corrisponde al pane di grano sarà indirizzato nel senso opposto, partendo dalla coscienza. La percezione orientativa di tali vettori sviluppano la capacità di determinare le proprietà degli alimenti all'interno del contesto del loro potenziale di vita eterna. Per questo dovete trasferire la vostra percezione nel regno d'azione dello spirito che crea la vita. Percepite gli alimenti nei modi seguenti: uno tramite la coscienza, e l'altro tramite lo spirito. Potete percepire i pasticcini al burro tramite certe risorse della vostra Anima. Pertanto consumando del nutrimento, tutti i sistemi funzionano, ivi compreso il vostro corpo fisico. Riassumendo, il processo stesso del consumo è importante per l'organismo dal punto di vista interattivo delle informazioni. Se voi mangiate del pane di segale voi percepite, all'istante, le informazioni che riguardano questo prodotto e il contenuto spirituale inizialmente introdotto in questo pane.

Se mangiate dei crackers o dei bagels con un vuoto all'interno voi contattate simultaneamente il cerchio delle informazioni che contornano i cerchi stessi. Sappiate che la vostra interazione avviene ugualmente secondo la forma degli alimenti. La concentrazione sulla serie numerica seguente vi aiuterà ad ottenere la vita eterna. La realizzazione della vita eterna per la concentrazione sulla forma dei prodotti alimentari può essere sempre effettuata grazie alla serie numerica: **294818 31948.**

Forme differenti di alimenti possono prolungare la nostra vita, migliorare la nostra salute, tutto semplicemente grazie alla nostra interazione con queste forme che noi possiamo percepire quando consumiamo i prodotti. Lavorando continuamente con le forme, voi sarete in grado d'identificare le forme interne dei prodotti o di una delle loro parti, con una breve concentrazione voi vi assicurerete la vita eterna.

Ciò che è ugualmente importante, è la disposizione degli alimenti prima di incominciare il vostro pasto. Perché si raccomanda spesso l'utilizzo di criteri estetici nell'alimentazione? Esiste il detto: anche l'occhio vuole la sua parte! Perché gli elementi di sviluppo perpetuo si evolvono nella nostra percezione. Per esempio, gli spazi nei nostri piatti o cibi, le combinazioni alimentari, rappresentano ugualmente elementi di sviluppo perpetuo. Tale approccio nella coscienza collettiva umana crea una percezione che ci permette di interagire con qualsiasi forma senza problemi, questo è ciò che è importante per lo sviluppo eterno. Il consumo degli alimenti ha una funzione: di abituarci a interazioni diverse. In assenza di stress l'organismo produce una sorta di coraggio per consumare alimenti diversi, come l'elefante cresce facendo la conoscenza di nuovi tipi di alimenti, che gli permettono anche di esplorare l'ambiente esterno.

Utilizzate la serie numerica: **20868139 819,** per assicurarvi la vita eterna quando vi concentrate nella vostra coscienza sui prodotti alimentari consumati. Tramite questa tecnica di concentrazione, pensate ai cibi o ai prodotti che più amate e pronunciate mentalmente questa serie numerica o guardatela semplicemente.

Il processo di trattamento ulteriore di un prodotto iniziale necessita anche di una tecnica di pilotaggio e d'integrazione di un livello di sviluppo eterno.

Per trattare un prodotto e attribuirgli nuove qualità utilizzate la serie: **891498 716**. Questa serie effettuerà il trasferimento delle proprietà d'Eternità da un livello all'altro. Ecco perché bisogna applicarla durante i diversi trattamenti degli alimenti. Ora passiamo ai biscotti di grano e ai biscotti al gusto cremoso. Noi possiamo tener conto del fatto che ci sono nomi secondo l'origine o il gusto. Anche lo sviluppo del gusto rappresenta una struttura di sviluppo eterno. Perché in certi casi amate un prodotto più di un altro? Qui, il gusto rinforza il sistema di difesa dell'organismo come la vita eterna che c'è dietro. Il tentativo di comprendere la gamma dei propri gusti permette di formare ciò che determinerà le proprietà dei cibi contenenti lo sviluppo eterno. Si tratta, tra l'altro, di informazioni verbali dell'alimento: i biscotti al gusto cremoso sono diversi da quelli alla crema. Non sono lo stesso prodotto, tuttavia questi biscotti sono al gusto di crema. La combinazione delle proprietà gustative e il trasferimento di queste proprietà ad un alimento, può trasferire le stesse proprietà di sviluppo perpetuo come l'alimento stesso. La serie numerica che compie un trasferimento dell'area informativa della vita eterna da un prodotto all'altro è la seguente: **2910488 081**. Pronunciate mentalmente questa serie prima d'iniziare il vostro pasto. La trasmissione degli elementi già provati per una persona possono essere verbali. Il livello iniziale della parola costituisce il pilotaggio quando utilizzate l'alimento nel senso dello sviluppo eterno.

Farina di grano di qualità superiore, farina di grano di categoria I e II

Qui, vediamo un tentativo di usare una farina di miglior qualità. Il pilotaggio quindi riguarda la qualità degli alimenti: noi possiamo scegliere il migliore tuttavia ogni alimento sarà in grado d'assicurare eventi di vita eterna. Per questo pilotaggio spirituale utilizzate la serie: **210891489.**

In questo caso, tenete conto dei vostri stessi bisogni e sensazioni gustative per determinare le vostre priorità in termini di cibo in modo che sia centrato sui vostri obbiettivi, i vostri stati essenziali, il vostro livello di percezione. L'amore che dirige gli esseri umani determina un tale comportamento, quindi utilizzate gli alimenti secondo il principio ideologico, al fine di realizzare gli obbiettivi essenziali della personalità. Di conseguenza, effettuate il vostro pilotaggio per la concentrazione sulla serie numerica degli alimenti.

Farina di segale

Immaginate di trovarvi al centro di un campo di segale dove ci sono tantissime piante grazie alle quali apparirà la farina di segale. Trattenente questo stato emozionale. Noi mangiamo certi alimenti perché creiamo delle associazioni. Per esempio, in questo campo di segale, voi percepite l'amore, anche se lo vedete alla televisione o in immagine: questi sentimenti provati guideranno le vostre scelte tra i cibi da consumare. Immaginatevi in un posto stupendo vicino ad un lago. Nello stesso momento, nella vostra coscienza si produce una certa sovrapposizione d'informazioni di pilotaggio nel vostro stato e nelle sensazioni. In questo modo appaiono le caratteristiche gustative della vostra percezione sul prodotto che state per consumare.

Il nostro pilotaggio nel senso dello sviluppo eterno ha bisogno della nostra persistenza. Le informazioni passate contenute negli alimenti rappresentano un elemento di questa persistenza.

PANE PRODOTTI DEL PANE E FARINA 31961871481	
Biscotti al gusto cremoso	59479689481
Biscotti di grano	54816793148
Bagel	98967139851
Brioche	64937189417
Crackers	74854132841
Farina di grano di qualità super.	518214319411
Farina di grano cat. I	21431851961
Farina di grano cat. II	31948151984
Farina di segale	34121831961
Pane di grano	54931749871
Pane di segale	54961831754

I CEREALI

51481631971

I CEREALI

Gli uomini e gli animali consumano cereali e di conseguenza, esiste un collegamento tra le differenti specie d'organismi viventi che utilizzano gli stessi alimenti. Se una specie incomincia a consumare un prodotto alimentare e ad evolversi nel senso della vita eterna, allora anche un'altra specie potrà acquisire certe proprietà. È un processo sottile in termini di paragone di sviluppo degli esseri che si servono degli stessi oggetti e delle loro proprietà.

Grano saraceno

Qui, è possibile identificare l'interazione tra diversi sistemi. Questo prodotto trasmette il pilotaggio e presenta certe caratteristiche. Possiamo anche aggiungere certe proprietà. Nel consumare un piatto di saraceno, pensate che questo sia l'obiettivo dello sviluppo eterno concernente non solo gli umani, ma tutti gli esseri viventi. Questo obiettivo può essere ottenuto per la trasmissione delle informazioni.

Semolino

Qui possiamo osservare il principio della realizzazione universale di certe informazioni, così come osserviamo le informazioni trasmesse in funzione di situazione e circostanza particolari. Noi mangiamo il semolino dalla nostra infanzia quindi possiamo dire che certi prodotti sono orientati verso un consumo regolare. Questo vale anche per il porridge, che può essere consumato attraverso un lasso di tempo assai lungo. Tutta una gamma di prodotti alimentari possiedono già le informazioni integrate nel loro consumo regolare, ed è importante orientare queste caratteristiche verso lo sviluppo perpetuo in maniera cosciente. Lo spirito si addestra a regolare il corpo a pensare e a consumare gli alimenti e anche ad avviare un programma d'allenamento preciso per il semolino. Se un alimento è già orientato per essere consumato durante tutta la vita umana, allora è considerato come sano e utile e, di conseguenza, certe categorie di alimenti possiedono le informazioni riguardanti lo sviluppo perpetuo.

Avena, miglio, orzo perlato, riso

Noi osserviamo le interdipendenze in questi prodotti sul piano della coscienza collettiva sociale data la loro distribuzione di massa.

Kamut, orzo

Noi possiamo distinguere certi strati nella coscienza collettiva, che corrispondono alla consumazione di questi cereali e comprendere come essi influenzano i processi sociali.

Fiocchi d'avena, farina di mais

Per esempio, il mais coltivato è un elemento di un livello di sviluppo perpetuo controllabile dall'uomo, come altri cereali. Potete consumare il mais sotto forme diverse e durante certi periodi: nella fase di crescita etc. In pratica voi potete interagire con il mais durante ogni tappa della sua crescita.

CEREALI 51481631971	
Avena	51849631781
Grano	39854136871
Farina di mais	59167891481
Fiocchi d'avena	49618431984
Kamut, farina d'avena	59847189917
Miglio	36831971421
Orzo	49851621971
Orzo perlato	42146971851
Riso	34961731851
Saraceno intero	54849169918
Semolino	394564817498
Semolino di saraceno	894564897178

VERDURE
E
LEGUMI SECCHI

319681398

VERDURE E LEGUMI SECCHI

Per il pilotaggio indirizzato allo sviluppo infinito e alla vita eterna, immaginate un ortaggio ad una distanza infinita da voi. Mentre si avvicina osservate la sua struttura interna. Questo alimento, nell'avvicinarsi all'organismo crea una categoria di aree infinitamente lontane. Prendiamo per esempio la crescita della melanzana; essa può essere consumata sia piccola che grande, la sua taglia non ha alcuna importanza. Per di più possiamo includere il suo intero ciclo evolutivo dalla semina alla raccolta, poiché è un ortaggio di stagione. Vediamo quindi che è possibile consumare questo alimento in ogni momento, il che dimostra anche lo stato di sviluppo perpetuo già presente nell'alimento. Questa possibilità di consumo in ogni momento è un'ottima caratteristica perché significa che esso è sempre pronto. Questo se lo confrontiamo con il formaggio che necessita di un trattamento preliminare che rende impossibile consumarlo nella sua fase iniziale. Lo spirito può realizzare ed ottenere queste informazioni utili tramite la vostra coscienza e la vostra perspicacia grazie a questo accesso costante al prodotto alimentare. Questo indipendentemente dal prodotto in questione. Che essa sia un'apparecchiatura o che vogliate regolarizzare i processi vitali della vostra coscienza.

Rape, piselli, zucchine, cavolo rosso, cavolo bianco, cavolfiore

Le forme sono molto varie. Il consumo di piselli crea un numero importante di eventi. I diversi colori dei cavoli permettono l'esame degli eventi secondo l'interdipendenza dei colori.

Quando mangiate dei piselli, involontariamente valutate la loro quantità. Questa valutazione è spesso limitata ai primi piselli dopo di che non li contate più. È un fattore importante in rapporto alla psicologia del consumo di prodotti alimentari dove, il passaggio dei componenti di calcolo, ad un elemento dove tutto il calcolo è assente, significa un segno d'infinito. Se noi aggiungiamo un livello corrispondente ad un colore, noi possiamo allora assicurare un certo sviluppo spirituale che tiene conto di fattori che non sempre sono espliciti all'interno dell'evoluzione infinita.

Patate

Questo alimento contiene le seguenti caratteristiche d'Eternità: le patate ben cotte contengono molti elementi che creano un livello di percezione tipica per un numero di eventi. In termini di forme e di giunzioni di diversi microcomponenti, la patata rappresenta un livello di alcuni componenti, contrariamente alla cipolla verde, al porro o alla cipolla. Questi ultimi possiedono delle superfici lisce mentre la patata presenta una certa granulosità. Il passaggio da patata cruda (intera) a patata cotta rinforza le sue proprietà – il numero dei componenti. Così, la cottura di un alimento conduce ad un sistema più generalizzato, più importante e più grande nel campo informativo. Il processo di cottura e il prodotto sono unici. Nella costruzione di un vostro personale sistema di sviluppo perpetuo lasciate allo spirito le sue caratteristiche. Usate le stesse azioni semplici che fanno parte del vostro pilotaggio spirituale: tagliate le patate in modo da ottenere più fette e prolungate i tempi di cottura fino a quando saranno tenere.

Cipolle carote cetrioli

In certi casi le cipolle, le carote, i cetrioli e i cetrioli di serra presentano una forma rigida. Quando preparate un'insalata di cetrioli, di cipolle, di peperoni verdi o rossi, di prezzemolo, di radici di prezzemolo noterete che le forme di questi alimenti interagiscono fra loro. Più la forma di un alimento corrisponde alla vostra percezione, migliore sarà il raggiungimento del vostro sviluppo eterno grazie agli alimenti. Osservate i colori di questi alimenti. Prendete le verdure di colore verde, soprattutto nei piatti il loro colore significa vita. Tritate il prezzemolo, tagliate i peperoni verdi o altre verdure verdi in piccoli pezzi e disponetele sui piatti.

Ravanello

Ora analizziamo il ravanello. Le sue proprietà collegate allo sviluppo eterno si manifestano all'interno della sua pelle rossa e del contenuto bianco, dove il rosso non riesce a penetrare. Queste differenze di colore caratterizzano la rigidità del processo nello spazio-tempo. All'occorrenza il consumo di questo alimento, come processo di conoscenza dell'Universo, fissa l'evoluzione eterna nella coscienza.

Ravanello nero

Le qualità gustative del ravanello nero caratterizzano l'eventuale resistenza dell'organismo a certi livelli di questi alimenti e, di conseguenza, è utile in termine di sviluppo eterno. In questo modo si forma una struttura spirituale che percepisce il suo gusto ad un solo impulso.

Rape

All'interno della coscienza collettiva esiste un altro livello di pilotaggio che corrisponde al fatto che i prodotti possono essere coltivati insieme per un piacere personale. È importante orientare una tale esplorazione collettiva verso lo sviluppo eterno. Se ognuno dei componenti del gruppo comprende questo concetto l'effetto diventa molto più significativo, lo stesso vale per altre coltivazioni ordinarie.

Insalate verdi e barbabietole

Il pilotaggio si effettua più vicino al corpo fisico. Concentrate la vostra attenzione su una barbabietola, davanti a voi, e sulla sua informazione. L'insalata costituisce un livello dispersivo mentre la barbabietola, emette dei raggi quasi verticali.

Pomodori

Questo pilotaggio combina il contatto dentro la terra e gli alimenti. Di conseguenza il vostro pilotaggio spirituale si deve propagare verso la terra, verso la base che riproduce l'alimento e sul quale esso si sviluppa. Qui parliamo dei pomodori da serra. Il processo di controllo è concentrato al centro del pomodoro, all'interno del suo livello fisico. Dopo la concentrazione, voi vedrete l'elemento esterno come la costruzione della serra e le particolari condizioni si accumuleranno all'interno del pomodoro. Questo tipo di pilotaggio concerne le serre, in generale i sistemi creati artificialmente per la coltura degli alimenti, e questo vale per tutti i livelli cosmici dello sviluppo eterno dell'umanità all'interno di altre galassie e oltre.

Fagiolini verdi

I fagiolini verdi caratterizzano i tratti comuni dei cibi e della loro maturazione primaria. Esiste una similitudine nella crescita di alcune tipologie di prodotti, per esempio, con i pisellini, e una differenza come con l'aglio e l'aglio selvatico. È meglio consumare l'aglio così com'è senza combinarlo con altri alimenti. Gli spinaci e l'acetosa possono essere consumati in altri modi. Con l'acetosa si può fare una zuppa. Qui si aggiunge una terza proprietà di alimenti concernenti la preparazione di piatti separati a seguito d'un trattamento termico o altro. Si può eseguire un pilotaggio sull'utilizzo delle proprietà degli alimenti usando la serie: **2980148918.**

Fave

Visualizzate le fave ad una grande distanza da voi, e di seguito, ad una piccola distanza. Poi componente un 8. Ora concentrate la vostra attenzione all'interno dei cerchi dell'8. Grazie a questa semplice concentrazione, voi otterrete uno sviluppo perpetuo. Confrontando le fave, i piselli rotti, i piselli interi, i semi di soia, i fagiolini e le lenticchie, noi possiamo osservare come una semplice concentrazione consenta di mantenere questi alimenti nella coscienza e consumandone uno o due, otterremo un effetto che corrisponde ad ognuno in termini di sviluppo eterno.

VERDURE 319681398	
Aglio	3894915946
Aglio Selvatico	4985173148
Barbabietola	371894548
Carote	489716318
Cavolo Bianco	649481319
Cavolo Cinese	496547891
Cavolfiore	318567491
Cavolo Rosso	398491516
Cetrioli	549164891
Cetrioli di Serra	647498519

VERDURE 319681398	
Cipolla	648541919
Cipolla Verde	491894851
Fagiolini Verdi	3648513194
Insalata Verde	549649894
Melanzane	149714319
Patate	494891519
Peperone Verde	498641894
Peperone Rosso	549641894
Piselli	497184519
Porro	479894317
Prezzemolo	548741318
Prezzemolo Radice	494894514
Pomodori	564714218
Pomodori di Serra	591318549
Rabarbaro	549641318
Rafano	8215164981
Rapa	491814318
Ravanello	485481316
Ravanello Nero	541648749
Rumex	4986418981
Spinaci	4897183194
Zucchina	361851368

LEGUMI SECCHI 31894961719	
Fave	31861871918
Fagiolo	59479859784
Semi di Soia	54969859841
Lenticchie	39485961748
Piselli Rotti	59431861749
Piselli Interi	58438961971

LA FRUTTA
E I FRUTTI DI BOSCO

5619494319

LA FRUTTA SECCA

5496181979

LA FRUTTA A GUSCIO

5498197

LA FRUTTA E I FRUTTI DI BOSCO

Per la frutta, è egualmente importante osservare il fattore stagionale. Spesso consumiamo frutta che non è ancora matura, allora il pilotaggio risulterà uguale a quello per la verdura. Nel campo informativo avviene un mix d'informazioni di frutta e verdura. Quindi noi abbiamo sempre accesso alla frutta stessa anche se non è ancora matura. Si tratta di un'area di percezione comune a verdura-frutta.

Frutti di bosco

Osservare la crescita di questi alimenti ci aiuterà a stabilire un orientamento comune nella coscienza per imparare a conoscere le tecniche collegate all'Eternità, come la crescita dell'ananas e delle albicocche noi possiamo definire le proprietà delle mele cotogne e delle susine, esaminando la crescita delle banane ad una certa altezza dal terreno o ad una certa distanza dall'albero vicino, se consideriamo l'altezza o la forza di gravità dei frutti, se uno cade a terra si può danneggiare. In base all'evoluzione eterna noi teniamo conto del loro stato naturale e del fatto che essi arrivano intatti fino al consumatore.

Pere, fichi, pesche

Le pere sono meno esposte al cambiamento di forma di quanto non lo siano i fichi. Le pesche mantengono la loro forma più a lungo delle pere. La combinazione ottimale della forma e del contenuto, l'imputridimento del frutto durante un certo lasso di tempo, rappresentano ugualmente delle buone caratteristiche per ottenere il nostro obiettivo.

Di conseguenza, percependo la combinazione delle proprietà degli alimenti – secondo il tempo e l'interazione all'interno delle forme in funzione della loro distruttibilità o indistruttibilità, che incontriamo sovente nella vita dell'uomo – possiamo elaborare una struttura dello spirito dove la forma umana non cambierà mai. Una persona adulta può quindi conservare la sua forma durante un lasso di tempo infinito, questo vuol dire che egli ottiene una struttura infinita all'interno di un sistema dinamico. Questo è un elemento molto importante nell'evoluzione dell'essere umano ed è quindi possibile utilizzare gli alimenti come un sistema di sviluppo spirituale in termini di elaborazione di tecniche adibite a questo scopo.

Sorbo, bacche d'aronia, susine, datteri, cachi

Paragoniamo il sorbo e le bacche d'aronia nere con le susine o i datteri o ancora i cachi. Le caratteristiche comparative delle proprietà gustative, sono ugualmente un elemento di sviluppo perpetuo relativo alla comprensione del processo di "salvaguardia" nella statistica degli eventi di disordine, che si sono verificati nella storia. La conoscenza di questi processi corrispondono, per esempio, al consumo di ciliegie, la differenza di gusto dalle amarene è evidente. Tuttavia, l'omogeneità della loro forma suppone che questi frutti abbiano un contesto comune d'orientazione all'interno del sistema di collegamento della realtà. Da questo fatto potete elaborare un vostro pilotaggio spirituale a partire dall'unione di processi simili o dalla loro separazione, nonché sulla base di un'analisi di alimenti che si effettua per la vostra consapevolezza.

More, mele, agrumi

Per quanto riguarda le more, le mele, le arance, i pompelmi, i limoni e i mandarini, prendiamo per esempio uno spicchio di mandarino e esaminiamolo. Assomiglia a quello di un pompelmo. La loro forma quindi unisce questi alimenti. La quantità di combinazioni possibile di alimenti è infinita, e questo crea un sistema di sviluppo infinito. È uno dei principi più importanti nel consumo di alimenti poiché forma l'Eternità nella coscienza collettiva grazie a questa infinita combinazione di prodotti alimentari. Pertanto, si scopre che la varietà in cucina risulta benefica per lo sviluppo perpetuo rispetto ad un tipo di nutrizione ristretto senza grandi varietà.

Mirtilli rossi, lamponi, uva spina, ribes nero, mirtilli, uvetta

Ora paragoniamo le fragoline di bosco con l'uva. Le fragoline di bosco provengono dalla foresta, esse non hanno alcuna coltivazione speciale, contrariamente all'uva.

Noi stiamo per determinare che un tipo di alimento possiede un'essenza d'origine naturale nello sviluppo perpetuo. Questo sta nell'identificazione stessa della struttura dell'alimento e quindi della sua unicità, nella percezione della sua forma e della sua luminosità. Nel consumarlo noi ci rendiamo conto di questo e allora le proprietà del prodotto cambiano. Il prodotto inizia ad alimentare l'organismo con i componenti reali dello sviluppo eterno perché è comunque necessario mantenere l'attività vitale dell'organismo per vivere eternamente.

A questo riguardo noterete che qui non ci si rapporta unicamente con i cibi selvatici, ma anche con quelli coltivati per uso umano. È importante comprendere il principio stesso.

I mirtilli di palude, l'uva spina, i lamponi, i cloudberry, le hippophaes, l'uva spina bianca e rossa, il ribes nero, i mirtilli, la frutta rugosa fresca e secca, tutti questi frutti possono essere classificati secondo diverse proprietà: secondo il loro contenuto di vitamine e microelementi indispensabili per lo sviluppo perpetuo. Se voi raggruppate tutti gli alimenti e analizzate tutte le combinazioni possibili della loro evoluzione, voi sarete in grado di identificare un susseguirsi di eventi interni che conducono allo sviluppo perpetuo. È uno stato della personalità, dell'organismo, è anche una specie di proiezione nello spazio del futuro all'interno della coscienza umana: l'uomo è cosciente che gli alimenti creano la vita eterna per lui all'interno del suo corpo fisico e lo nutrono. Voi potrete trasmettere le ricette della vita eterna che avete creato ad altre persone, e queste aumenteranno le loro riserve vitali.

Per l'essere umano, è importante percepire il fatto che lo stato normale, naturale dell'uomo è l'Eternità, la vita eterna nel suo corpo fisico. Il suo stato non deve essere correlato alla fine degli alimenti. Secondo l'idea del Creatore la differenza sta nel principio, nella vostra opinione rispetto all'Universo e nel punto preciso di questo o quel oggetto informativo.

Frutta a guscio

Ogni alimento di questa categoria specialmente le nocciole, le mandorle, le noci, le arachidi e i semi di girasole possiedono differenti proprietà che permettono l'accesso al livello dell'evoluzione infinita.

FRUTTI E BACCHE 5619494319	
Albicocca	894541319
Ananas	989417319
Amarena	314918516
Arancia	589714916
Bacca d'Aronia nera	549467894
Banana	516498518
Caco	896748516
Corniolo	314898617
Ciliegia	849108901
Cloudberry	398594691
Dattero	561498714
Fico	549317548
Fragola di bosco	398749671
Frutto di rosa rugosa (fresco)	598741894
Frutto di rosa rugosa (secco)	589649717
Hippophaé	894378495
Lampone	361498374
Limone	317584961
Mandarino	318649710
Mela	694897548
Mela cotogna	374894594
Melagrana	594398491
Mirtillo selvatico	317496814
Mirtillo di palude	364898714
Mirtillo	369894591
Mirtillo blueberry	319894617
Mora	317948612 589714847
Pera	497514894

FRUTTI E BACCHE 5619494319	
Pesca	894108494
Pompelmo	541218014
Prugna	547894318
Ribes nero	397498564
Ribes	398671378
Ribes bianco	589647218
Sorbo	541494816
Susina	3845163189
Uva	549618714
Uva spina	594697378

FRUTTA SECCA 5496181979	
Albicocca secca con nocciolo	5948946191
Albicocca secca senza nocciolo	3948148159
Amarena secca	3945986179
Mela secca	5896975981
Pera secca	3987945967
Pesca secca	3689745198
Prugna	5946917184
Uva passa con semi	6193185148
Uva passa di Smyrne	3148956178

FRUTTA A GUSCIO 5498197	
Arachide	3896489
Mandorla	3687185
Noce	5986417
Nocciola	2193168
Semi di girasole	3168945

FUNGHI

564891318497l8

FUNGHI

Considerate i funghi come il rivestimento di terra che si trova intorno a voi. Tuttavia, là dove siete, sul suolo, non ci sono funghi. Questo principio d'inviolabilità del cibo, grazie allo sviluppo dell'essere umano, è importante per il consumo dei funghi. Diffondete questo principio all'interno della vostra coscienza verso l'infinito: consumando il cibo in questo modo, in generale, non distruggete le condizioni naturalmente integrate in questo alimento. Di più, siete in grado, in termini di sviluppo del movimento ecologico collegato all'indistruttibilità delle specie sul pianeta, di orientare la vostra coscienza verso il senso della riproduzione di qualsiasi alimento. Grazie al paragone tra i funghi (freschi e secchi), funghi ruvidi, funghi arancio e porcini, voi potrete elaborare, per ogni specie di fungo il vostro proprio sistema di pilotaggio in modo che le specie si propaghino nelle condizioni migliori possibili. Nel consumare i funghi cercate di visualizzare tutti gli eventi che hanno luogo intorno a loro armonizzandoli. Se ci sono funghi selvatici, provenienti dal bosco, assorbitene la forza della natura per la vostra evoluzione.

FUNGHI 56489131849718	
Funghi arancio freschi	54964759864781
Funghi ruvidi freschi	54167121949891
Funghi freschi	54961431894717
Funghi secchi	49789749164981
Porcini freschi	49489149817491

LA CARNE E IL POLLAME

4985174941684918947I8

LE UOVA

3148964971981

LA CARNE IL POLLAME E LE UOVA

Nella realizzazione del vostro pilotaggio con l'aiuto delle varie categorie di alimenti come la carne, il pollame, il pesce e i frutti di mare, per quanto concerne l'attività di organismi viventi, l'obbiettivo di sviluppo perpetuo è di creare la vita eterna per tutti gli esseri viventi senza nuocere a nessuno.

Carne e pollame

Orientate la vostra azione spirituale verso l'inviolabilità di tutti gli esseri viventi all'interno della loro evoluzione infinita. La loro evoluzione determinerà anche il vostro livello di sviluppo nell'Eternità.

Uova

Effettuate il vostro pilotaggio affinchè ogni uovo riproduca un organismo vivente. Il compito dello sviluppo perpetuo stabilisce che tutto ciò che porta alla vita deve essere conservato e sviluppato verso la via eterna. Voi siete quindi in grado di rinforzare il meccanismo dello sviluppo perpetuo all'interno del vostro organismo.

CARNE, TRIPPA, POLLAME 498517494168491894718	
UOVA 3148964971981	
Bianco d'uovo secco	4675485496418
Tuorlo d'uovo secco	3145185496178
Uovo di quaglia	6495471496497
Uovo di gallina	4965485194918
Uovo in polvere	4648985194781

IL PESCE
E I FRUTTI DI MARE

51849459758961

IL PESCE E I FRUTTI DI MARE

Concentratevi sull'inviolabilità di tutti gli esseri viventi. Questo pilotaggio ha per obiettivo la riproducibilità dei pesci e dei frutti di mare. La vostra coscienza aiuta a riprodurre, per esempio, una struttura praticamente identica a quella dei pesci mangiati, e questo, secondo il principio di ripristino totale delle informazioni. I pesci del tipo carpe, salmoni o ghiozzi ristabiliscono completamente l'integrità degli alimenti. Ogni alimento contiene quindi un certo livello di bisogno, in termini di ripristino completo, e questo durerà fino a quando l'umanità non imparerà a sintetizzare i prodotti alimentari cessando di uccidere costantemente gli esseri viventi.

Per il cibo, si dovranno ottenere delle sostanze sintetizzate che rimpiazzino in modo identico i prodotti che sono attualmente d'origine animale. Il consumo di alimenti d'origine vegetale rimarrà. Nel caso del caviale, per esempio, per ogni uovo, esiste il compito corrispondente allo sviluppo perpetuo. Quando consumiamo del caviale, la creazione degli elementi di sviluppo eterno di ogni uovo, edifica infatti all'interno della nostra coscienza una riserva di sviluppo perpetuo per l'uomo. L'orientamento ideologico principale, e la sua realizzazione, come ogni lavoro pianificato, viene soddisfatto con il tempo: un idea o un pensiero si trasforma progressivamente nel suo compimento. Per ciò che è importante, è la coerenza e il carattere sintetico e, all'occorrenza, l'evoluzione all'interno della coscienza che fa in modo che la coscienza possieda già tutte le funzioni utili al suo sviluppo perpetuo, anche se tutto non è ancora stato realizzato.

PESCI E FRUTTI DI MARE 51849459758961	
Alga	38134128946721
Anguilla	34961894917891
Aringa	49851432167189
Aringa del baltico	34848949716410

PESCI E FRUTTI DI MARE 51849459758961	
Barbo	38941489451891
Branzino di mare	59831436871841
Branzino di fiume	514518314891091O1
Calamaro	31856134916871
Capelano	34854718431961
Carassio	49756457897841
Carpa	49806421904829
Coregone	349618317489491164
Cetriolo di mare	38459489813894
Fegato di merluzzo	29806426132904
Gado	54849131975489
Grongo	59431731854971
Granchio	34951671851481
Gamberetto	31485619879480
Gamberetto giapponese	34154831459318
Ghiozzo	49847151946981
Halibut	51454891489418
Ide	18031256978106
Luccio grande	31789451931641
Luccio piccolo	31894831641891
Luccio nero	31485689711230
Lampreda	31749854961751
Lucioperca	38945139649751
Merluzzo roccia	31489451671891
Merluzzo	34567148949751
Merluzzo	68931459841781
Merluzzo artico	39856489719871
Merlango blu	39481351941891
Nasello	38416804918410
Orata	49754894947481
Pesce rosso	31489451941871

PESCI E FRUTTI DI MARE 51849459758961	
Pesce ghiaccio	31854739451648
Pesce spada	58969131749871
Pesce specchio	54751854961841
Patè di frutti di mare	31485649149875
Spigola	31849150619481
Sperlano	49564879154878
Storione	49481931961891
Sgombro	38454618451481
Sgombro bastardo	50219346891898
Salmone	44819856481948
Salmone megattera	69854919758961
Salmone del pacifico	31489649896471
Sogliola	39451949756489
Sterleta storione	34951671931841
Tonno	31451961831751
Vimba vimba	54859874971891

Quando vi concentrate sulla sezione dedicata al pesce e ai frutti di mare, conoscere le forme madri anche di un' unica specie permette d'integrare in modo più semplice e rapido tutti gli organismi marini sul piano dello sviluppo eterno.

Effettuate questo pilotaggio per trasmettere queste forme in modo che lo stesso elemento possa essere riprodotto nell'insieme degli eventi futuri eterni.

UOVA DI PESCE 4148913175649181974 8	
Caviale di storione in grani	368491519489717
Caviale di storione pressato	389417594569171
Uova di orata pressate	368913389497184
Uova di merluzzo pressate	218361948519618
Uova di salmone del pacifico in grani	591364517498917

ZUCCHERI ALIMENTARI

59871421

ZUCCHERI ALIMENTARI

Gli zuccheri rappresentano un livello di pilotaggio all'interno della percezione. Ciò che l'uomo ama e ciò che gli procura benefici conducono spesso allo sviluppo eterno. Tutti noi sappiamo che la cioccolata, per esempio, contribuisce alla percezione della gioia. Paragonate questi prodotti nella vostra percezione: i dessert, il cioccolato nero e il cioccolato al latte, il pane alle spezie e le torte etc. Potrete determinare in modo preciso ciò che vi piace e ciò che il vostro organismo considera come qualcosa di utile.

ZUCCHERI ALIMENTARI 59871421	
Biscotti dacquois	541219617
Caramelle	36479821
Caramelle mou	61057429
Cioccolato al latte	72814947
Cioccolato fondente	21906408
Confetti di frutta	54969874
Cialda al burro	41489731
Cialda alla frutta	34859854
Cialda alla vaniglia	89849128
Dacquoise	37859416
Dessert ai semi di girasole	29871426
Dessert a base di tahini	38949194
Miele	31954872
Marshmallows	38971498
Pane alle spezie	314819647
Pane alla frutta	31984728
Ricoperti al cioccolato	54958564
Sfogliatina alle mele	96419854
Sfogliatina alla crema	59814931847
Torta alle mandorle	27481931
Zucchero	39168974

ADDITIVI ALIMENTARI

ADDITIVI ALIMENTARI

Nella sezione qui di seguito, vi presentiamo la lista di sostanze la cui nomenclatura inizia con E, che sono utilizzate nell'industria alimentare. Noi necessitiamo di tali serie numeriche per poter dirigere il nostro pilotaggio nel senso dello sviluppo perpetuo. Un'altra ragione: in futuro diversi elementi sintetici occuperanno un posto importante, pertanto il nostro pilotaggio dovrà adattare sostanze esterne diverse al compito dello sviluppo perpetuo. Queste sostanze esterne che vengono consumate dovranno corrispondere ad ogni criterio e ad ogni standard di vita eterna dell'umanità.

ADDITIVI ALIMENTARI	
COLORANTI	
E 100 – Curcumina	3183648491
E 101(i) – Riboflavina (vitam. B_2) E101(ii) – 5'Fosfato sodico di riboflavina	3145496191
E 102 – Tartrazina	5148945197
E 104 – Giallo di chinolina	5483175191
E 110 – Giallo arancio S	4983173196
E 120 – Acido carminico, carminio, rosso cocciniglia	4985143197
E 122 – Azorubina, carmoisina	69872189851
E 124 – Papavero 4 R, rosso cocciniglia A	598597514318
E 129 – Rosso allura AC	54967159831
E 131 – Blu brevetto V	58431721948
E 132 – Carminio indigo, indicotina	3416843197
E 133 – Blu brillante FCF	3885145196
E 141 – Complesso di rame di clorofilla e di clorofilliane con Sali di sodio e potassio	5496475181
E 142 – Verde acido brillante BS, verde lissamina	5945979184

ADDITIVI ALIMENTARI	
E 143 – Verde solido FCF	56947121989
E 150a – Caramello ordinario	4912198514
E 150b – Caramello di solfito caustico	3986497181
E 150c – Caramello ammoniacale	2145138194
E 150d – Caramello al solfito d'ammonio	49831219841
E 151 – Nero brillante BN, nero PN	2173169181
E 152 – Nero carbone	3986497184
E 160a – Carotene	3485493184
E 160b – Bissina, annatto, norbissina	4193125194
E 160c – Estratto di paprika, capsantina e capsorubina	48947531844
E 160c – Apocarotenal	5142172181
E 161a – Flavoxanthine	3148943181
E 161b – Luteina	3145986181
E 161c – Criptoxantina	3648545148
E 161d – Rubixanthine	3821483174
E 161e – Violaxanthine	5194283174
E 161f – Rhodaxanthine	8495173485
E 161 g – Cantaxantina	3194184987
E 162 – Rosso di barbabietola, betanina	3148985199
E 163 – Antociani	3893645987
E 164 – Giallo di gardenia	3172148948
E 170 – Carbonato di calcio	1945318981
E 171 – Ossido e biossido di titanio	3148543781
E 172 – Ossido e idrossido di ferro	1683173981
E 181 – Tannino, acido tannico	51458216471
CONSERVANTI	
E 200 – Acido sorbico	5893174981
E 201 – Sorbato di sodio	3684975194
E 202 – Sorbato di potassio	5843719898
E 203 – Sorbato di calcio	5897142194
E 210 – Acido benzoico	5148944981

ADDITIVI ALIMENTARI	
E 211 – Benzoato di sodio (ironicamente si tratta di un espettorante contro la tosse)	51421731949
E 212 – Benzoato di potassio	51739451847
E 220 – Biossido di zolfo	59431839471
E 221 – Solfito di sodio	3145173891
E 222 – Bisolfito di sodio	54964789418
E 223 – Disolfito di sodio	5947125194
E 224 – Disolfito di potassio	5468917981
E 234 – Nisina (considerato come un medicamento)	54131849871
E 235 – Natamicina (pimaricina)	7494698971
E 236 – Acido formico	54989759491
E 239 – Esametilene – tetramina	58964137949
E 242 – Dimetilcarbonato	54831728947
E 249 – Nitrito di potassio	5486417181
E 250 – Nitrito di sodio	3145648941
E 251 – Nitrato di sodio	31989719841
E 260 – Acido acetico	3145816491
E 261 – Acetati di potassio	31489731989
E 262 – Acetato e disacetate di sodio	8975412197
E 265 – Acido deidroacetico	4975189781
E 266 – Deidroacetato di sodio	3684987191
E 270 – Acido lattico	4975193196
E 280 – Acido propanoico	4897143197
E 284 – Acido borico	5163148198
E 285 – Tetraborato di sodio (borax)	6945745891
E 290 – Biossido di carbonio	5642148914
E 296 – Acido malico	3145193178
E 297 – Acido fumarico	5843914198
ANTIOSSIDANTI	
E 300 – Acido ascorbico	5496410181
E 301 – Ascorbato di sodio	9194975164
E 304 – Ascorbil palmitato	5497184196

ADDITIVI ALIMENTARI	
E 306 – Estratto ricco di tocoferoli, vit. E	5487491987
E 307 – α – Sintesi di tocoferolo, vit. E	5841493198
E 315 – Acido eritorbico	8943174984
E 316 – Eritorbato di sodio	4785168987
E 319 – Butilidrochinone terziario sintetico	5497142198
E 320 – Butilidrossianisolo (BHA)	5841674989
E 321 – Butilidrossitoluene (BHT)	51421731948
LECITINE	
E 322 – Lecitine (in generale è utilizzato l'indice glicemico)	31456431948
LATTATI	
E 326 – Lattati di potassio	21451831974
E 327 – Lattati di calcio	5413184981
CITRATI	
E 330 – Acido citrico	5614987194
E 331 – Citrato di sodio E 331(i) – Citrato di idrogeno di sodio E 331(ii) – Citrato monoacido disodico E 331(iii) – Citrato trisodico	5986413198
E 332 – Citrato di potassio E 332(i) – Citrato di idrogeno di potassio E 332(ii) – Citrato tripotassico	5195148194
E 333 – Citrato di calcio E 333(i) – Citrato monocalcico E 333(ii) – Citrato bicalcico E333(iii) – Citrato tricalcico	3184915196
TARTRATI	
E 334 – Acido tartrato [L(+)-]	5986417199
E 335 – Tartrato mono e disodico	9845168481
E 336 – Tartrato mono e dipotassico	5148913148
E 337 – Tartrato doppio sodico e potassio	3186478984
ORTOFOSFATI	
E 338 – Acido ortofosfatico	3171495484

ADDITIVI ALIMENTARI	
E 339 – Fosfato mono-, di- e trisodico	5497148197
E 340 – Ortofosfati di potassio E 340(i) – Ortofosfato monopotassico E 340(ii) – Ortofosfato dipotassico E 340(iii) – Ortofosfato tripotassico	7148543198
E 341 – Ortofosfati di calcio E 341(i) – Ortofosfato monocalcico E 341(ii) – Ortofosfato dicalcico E 341(iii) – Ortofosfato tricalcico	3148543175
E 342 – Fosfato d'ammonio E 342(i) – Ortofosfato monoammonico E 342(ii) – Ortofosfato diammonico	5785417141
ACIDIFICANTI	
E 353 – Acido Metatartarico	9143172196
E 354 – Tartrato di calcio	3186479191
ADIPATI	
E 363 – Acido succinico	5478943198
E 380 – Citrato di Triammonio	4897183194
E 383 – Glicerofosfato di calcio	5143172184
E 385 – Etilendiammina tetraacetato di calcio disodico (calcio disodico EDTA)	6487912194
E 386 – EDTA (etilendiammina tetraacetato)	7492172198
E 391 – Acido fitico	4975196197
ALGINATI	
E 400 – Acido alginico	4987142198
E 401 – Alginato di sodio	5142193197
E 402 – Alginato di potassio	3148155194
E 404 – Alginato di calcio	5173183164
E 405 – Alginato di propano-1,2-diol	4987143194
E 406 – Agar-agar	5472184987
E 407 – Carragenina	5143163198
E 407a – Alghe euchema trasformate	3148913168
GOMME	
E 410 – Farina di grano di carrube	5485983194

ADDITIVI ALIMENTARI	
E 411 – Gomma d'avena	5497173194
E 412 – Gomma di guar	5493183147
E 413 – Adragante	6145172184
E 414 – Gomma d'acacia (gomma arabica)	5486412187
E 415 – Gomma xantano	5496173198
E 416 – Gomma karaya	4985712174
E 417 – Gomma tara	5493172194
E 420(i) – Sorbitol E 420(ii) – Sciroppo di sorbitol	2983142178
E 421 – Mannitolo	2146172198
E 422 – Glicerina	3194254789
E 425(i) – Gomma di konjak E 425(ii) – Glucomannano di konjac	7214985194
E 445 – Estere glicerico di resine lignee	5185413194
DI E TRIFOSFATI	
E 450 – Difosfati E 450(i) – Difosfato disodico E 450(II) – Difosfato trisodico E 450(iii) – Difosfato tetrasodico E 450(iv) – Difosfato di potassico E 450(v) – Difosfato tetrapotassico E 450(vi) – Difosfato dicalcico E 450(vii) – Didrogeno difosfato di calcio	3168199141
E 451 – Trifosfato E 451(i) – Trifosfato pentasodico E 451(ii) – Trifosfato pentapotassico	2945183194
E 452 – Polifosfato E 452(i) – Polifosfato sodico E 452(ii) – Polifosfato potassico E 452(iii) – Polifosfato calcio sodico E 452(iv) – Polifosfato calcico	2148594198
E 459 – β – Ciclodestrina	2148014986
DERIVATI CELLULOSICI	
E 460 – Cellulosa E 460(i) – Cellulosa microcristallina E 460(ii) – Cellulosa in polvere	2496483187

ADDITIVI ALIMENTARI	
E 461 – Metilcellulosa	5916487980
E 464 – Idrossipropilmetilcellulosa	5986417890
E 466 – Carbossimetilcellulosa	3910689124
E 468 – Carbossimetilcellulosa di sodio retilcolare	5287143191
E 469 – Carbossimetilcellulosa idrolizzata enzimatica	5194810198
DERIVATI DI ACIDI GRASSI	
E 470a – Stearato di sodio/potassio/calcio	4890641230
E 470b – Stearato di magnesio	3194812181
E 471 – Mono e digliceridi d'acido grasso alimentare	71939864871
E 472a – Estere diacetile acetico d'acido grasso	6487143191
E 472b – Estere diacetile lattico mono e digliceridi d'acido grasso	5190612196
E 472c – Estere diacetile citrico mono e digliceridi d'acido grasso	8094912194
E 472d – Estere tartarico mono e digliceridi d'acido grasso	3910647891
E 472e – Estere monoacetiltartarico mono e digliceridi d'acido grasso	5190648980
E 472f – Estere misto acetil e tartarico mono e digliceridi d'acido grasso	0694512197
E 472 g – Monogliceridi succinil	39874121948
E 473 – Estere di saccarosio	6980612195
E 475 – Estere poliglicerico d'acido grasso	3980689173
E 481 S – Stearoil-2-lattilato di sodio	1984748914
CARBONATI	
E 500 – Carbonati di sodio E 500(i) – Carbonato di sodio E 500(ii) – Carbonato acido di sodio E 500(iii) – Sesquicarbonato di sodio	8986487198
E 501 – Carbonati di potassio E501(i) – Carbonato di potassio E 501(ii) – Carbonato acido di potassio bicarbonato di potassio	3915487941

ADDITIVI ALIMENTARI	
E 503 – Carbonati d'ammonio E 503(i) – Carbonato d'ammonio E 503(ii) – Carbonato acido d'ammonio, bicarbonato d'ammonio	2986497184
E 504 – Carbonati di magnesio E 504(i) – Carbonato di magnesio E 504(ii) – Carbonato acido di magnesio, bicarbonato di magnesio	5943971948
CLORURI	
E 508 – Cloruro di potassio	5964975981
E 509 – Cloruro di calcio	4974618917
E 511 – Cloruro di magnesio	4918975941
SOLFATI	
E 513 – Acido solforico	6417988941
E 514 – Solfati di sodio E 514(i) – Solfato di sodio E 514(ii) – Idrogeno di sodio	2196472849
E 515 – Solfati di potassio E 515(i) – Solfato di potassio E 515(ii) – Idrosolfito di potassio	6497485138
E 516 – Solfato di calcio	3194985168
E 517 – Solfato d'ammonio	3945948947
IDROSSIDI	
E 524 – Idrossido di sodio	3619498178
E 525 – Idrossido di potassio	6497593194
E 526 – Idrossido di calcio	8943198978
E 527 – Idrossido d'ammonio	3975496497
E 528 – Idrossido di magnesio	5483916487
E 529 – Ossido di calcio	3647198989
E 530 – Ossido di magnesio	5896412919
FERROCIANURI	
E 536 – Ferrocianuro di potassio	6497980174
SILICATI	
E 551 – Biossido di silicio	5943969784

ADDITIVI ALIMENTARI	
E 553a(i)- Silicato di magnesio E 553a(ii) – Tricilicate di magnesio	3946975197
E 553b – Talco	5946975984
E 558 – Bentonite (largamente utilizzato nella produzione di cosmetici del mar Morto e come raffreddamento nelle perforazione di pozzi)	5493148941
STEARATI	
E 570 – Acido stearico, stearina	6497485497
GLUCONATI	
E 575 – δ-Gluconolattone	5484985971
E 578 – Gluconato di calcio	5496418917
E585 – Lattato ferroso	2987497988
GLUTAMMATI	
E 620 – Acido glutammico	5943218947
E 621 – Glutammato monopodico	5843162178
GUANILATI	
E 626 – Acido guanilitico	5487912194
E 627 – Guanilato disodico	5318943148
INOSINATI	
E 630 – Acido inosinico	5314842148
E 631 – Inosinato disodico	2493165981
E 700 – E 800 – Indici ausiliari per altri additivi possibili	49831731949
CERE E IDROCARBURI	
E 900 – Polidimetilsilossano	3194985196174
E 901 – Cera d'api giallastra e biancastra	5193148196
E 902 – Cera di Candelilla	3184975198
E 903 – Cera di carnauba	5945871986
GOMMA DA MASTICARE	
E 904 – Gomma laque	8961945147
CRISTALLI	
E 905a – Olio minerale di qualità alimentare	3986917981

ADDITIVI ALIMENTARI	
E 905b – Vaselina	8943163181
E 905c – Cera di petrolio	3986472194
E 912 – Ester di acidi montanici	3148945148
E 914 – Cera di polietilene ossidata	6485939784
E 920 – L-Cisteina	6821493194
E 927b – Carbamide (urea)	5148913194
E 928 – Perossido di benzoile	31849161987
E 930 – Perossido di calcio	5496172194
VARI	
E 938 – Argon	5843918486
E 939 – Elio	5146172198
E 940 – Diclorodifluorometano	5986472947
E 941 – Diazoto	3148948954
E 948 – Ossigeno	5485916497
EDULCORANTI	
E 950 – Acesulfame	6497815944
E 952 – Acido ciclamico e i suoi sali di sodio	6987965489
E 953 – Isomalto	6495419487
E 954 – Saccarina e i suoi Sali (saccarinati) di sodio, potassio e calcio	5648914987
E 958 – Glicirrizina	6497148946
E 965 – Maltitolo, sciroppo di maltitolo	4954718914
E 966 – Lattitolo	4986417481
E 967 – Xilitolo (sostituto dello zucchero per diabetici, non possiede alcun valore nutritivo o proprietà curative)	3145484194
VARI (seguito)	
E 999 – Estratti di quillaia	8943168981
E 1101 – Proteasi E 1101(i) – Proteasi E 1101(ii) – Papaina E 1101(iii) – Bromelina E 1101(iv) – Ficine	3148915196
E 1102 – Glucosio oxydane	3198493196

ADDITIVI ALIMENTARI	
E 1103 – Invertasi	3148513168
E 1104 – Lipasi	5183174986
E 1200 – Polidestrosio	3185148141
E 1201 – Polivinilpirrolidone	5983143180
E 1202 – Polivinilpolipirrolidone	3185464987
AMIDI MODIFICATI	
E 1404 – Amido ossido	5486413196
E 1410 – Fosfato d'amido	5894713194
E 1412 – Fosfato di diamido	6897128194
E 1413 – Fosfato di diamido fosfato	3196818497
E 1414 – Fosfato di diamido acetilico	89413721964
E 1420 – Amido Acetilico	5197163184
E 1422 – Adipato di diamido acetilico	89489751982
E 1440 – Amido idrossipropil	54964191481
E 1442 – Fosfato di diamido idrossipropil	3196472184
E 1450 – Ottenilsuccinato d'amido sodico	49864149871
E 1451 – Amido ossido acetilico	64871781949
VARI (seguito)	
E 1505 – Citrato di trietile	41931749861
E 1518 – Triacetina, triacetato di gliceril	3164197194
E 1520 – Propilenglicol	5986413194

GLI EDULCORANTI SINTETICI

4987145198

GLI EDULCORANTI SINTETICI

Potete anche provare la vostra concentrazione sui sostitutivi dello zucchero elencati qui di seguito:

- Edulcoranti: **4195134198**
- Sostituti: **3194893164**

Gli edulcoranti sintetici non contengono alcun valore nutritivo, e i produttori sono obbligati ad indicarlo chiaramente sull'imballaggio dei loro prodotti.

Sostituti dello zucchero:

1. Sorbitolo (E 420 hexol). Presente nelle alghe, nel sorbo, prugne e mele. Utilizzato nella produzione dell'acido ascorbico e nei cosmetici: **4986149148**.
2. Xilitolo (E 967, penta alcool). Estratti di materie prime di base, per esempio del legno. Possiede un effetto coleretico e lassativo: **3148945197**.

CONCLUSIONI

CONCLUSIONI

La concentrazione sulle serie numeriche aiuta a integrare la struttura dello sviluppo perpetuo in ogni alimento. Tuttavia, è necessario mantenere nello spirito l'obbiettivo di sviluppo perpetuo nel consumare gli alimenti. Anche se si dimentica, il vostro pilotaggio iniziale continuerà a funzionare per un lungo periodo. Se vi ricordate, di tanto in tanto rafforzate la vostra concentrazione davanti ad ogni consumazione di alimenti, o quando ne avete il tempo, in questo modo voi stabilizzerete l'obbiettivo dello sviluppo perpetuo e questo renderà sempre più facile ottenerlo nella consumazione di tutti gli alimenti.

Sarete in grado di tenere a mente le proprietà degli alimenti che portano alla vita eterna e di sviluppare la vostra coscienza aumentandone la risonanza.

Quando lavorate con gli alimenti abituatevi a considerare diversi approcci, poiché ogni persona ha i suoi gusti e i suoi bisogni. Come dice il proverbio: "sui gusti e i colori non si discute". Di conseguenza ognuno può reagire alle informazioni sugli alimenti in modo proprio. La pubblicità ci dimostra spesso la teoria scientifica relativa ad un' alimentazione equilibrata, etc.

È importante utilizzare tutto ciò che può essere utile allo sviluppo perpetuo e ogni volta fissarne gli obbiettivi. Di numerosi alimenti esistenti già da lungo tempo, come il burro, ne conosciamo già lo scopo e questo non cambia mai. Pertanto, dai cibi proposti dai media, scegliete quelli che possiedono il sistema più stabile e più duraturo. Tenete presente il fatto che ogni produttore ha un proprio modo di coltivare gli alimenti, quindi, a volte, sarà necessario completare alcuni prodotti con l'aiuto della vostra coscienza. Gli alimenti potranno sembrare simili, ma se le tecniche di produzione, sono diverse, anche l'effetto su di voi potrà essere diverso. Diagnosticate gli alimenti con la vostra vista interiore e sviluppate una vostra propria arte per alimentarvi.

Per esempio noi possiamo trovare dei grassi trans nella margarina o in altri grassi alimentari. Questi grassi trans non sono del tutto raffinati, quindi, ne riducono la quantità. Il vostro pilotaggio in questo caso dovrà normalizzarne il contenuto e la sostanza evitando così il crearsi di problemi. Seguite il transito del prodotto nel vostro organismo in modo da correggerne eventuali processi. Il vostro medico o il vostro dietologo vi possono prescrivere un regime alimentare, tuttavia è importante rimanere vigili e adattare quest'ultimo al vostro organismo.

Quando si parla di sovra-popolazione, nulla è reale. Se voi immaginate tutta l'umanità, questo vuol dire una stima di circa sette miliardi su un territorio di circa 3.000 km^2, questo pone due persone per metro quadrato, che vuol dire che ci sarà abbastanza spazio per tutti loro. In verità, non ci sono molte persone sul pianeta, e ognuno può evolversi verso l'infinito in qualsiasi tipo di situazione. Effettuate il vostro pilotaggio per una riproduzione infinita di alimenti.

In questo momento stiamo utilizzando diversi tipi di tecniche biologiche, per esempio, l'ingegneria genetica. È importante correlare questi processi nella vostra percezione in modo da evitare conseguenze indesiderate in avvenire.

Nel contesto dell'ingegneria genetica, ogni pianta o animale possiede una varietà di proprietà di cui ognuno è responsabile di un gene. Il gene è una piccola porzione di ADN, l'acido desossiribonucleico. La sua funzione è determinare una caratteristica particolare di una pianta o di un animale. Se noi togliamo il gene responsabile per l'apparizione di una caratteristica allora quest'ultima scompare. Al contrario, se noi introduciamo un nuovo gene nella struttura di una pianta, questa avrà una nuova proprietà.

Una pianta modificata è spesso chiamata " transgenica ". Inizialmente gli animali e le piante sono stati creati secondo il piano divino. Nel caso del consumo di alimenti geneticamente modificati, è importante che il gene di una pianta, introdotto nella struttura di un animale, o che il gene di un essere marino introdotto nella struttura di una pianta, sia adattato ad un essere umano. Bisogna effettuare un pilotaggio spirituale in modo d'adattare questi prodotti alimentari. Dato che attualmente ci sono sempre più alimenti geneticamente modificati, serve normalizzare la reazione dell'organismo a tutti i sistemi di alimenti modificati.

Voi siete in grado di controllare gli alimenti per la vostra coscienza grazie all'evoluzione del vostro spirito e della vostra Anima, a seconda della vostra aspirazione verso la vita eterna, e di trasmettere queste conoscenze attraverso le ricette o le serie numeriche.

È semplice elaborare un sistema di evoluzione spirituale che possa orientare il vostro pilotaggio da un punto di vista pratico. Nel lavorare con gli alimenti, voi dovete elaborarne uno particolare di sviluppo perpetuo in modo che esso sia sempre con voi, e che voi possiate trasferire ad altri, dopo averne conosciuto, lo stato mentale corrispondente e la struttura d'interazione all'interno del numero, della parola e dell'alimento.

L'umanità non necessita di molto tempo per elaborare una categoria di alimenti che assicurino la vita eterna. Non è difficile sintetizzare degli alimenti se l'obbiettivo di tutta la società consiste nell' orientare lo sviluppo dell'umanità verso l'Eternità, soprattutto utilizzando le tecniche relative agli alimenti.

Quando vi concentrate sulle serie numeriche degli alimenti presentate in questo libro, utilizzate i metodi di pilotaggio annessi alle sequenze e anche i metodi che permettono di comprendere le connessioni esistenti negli alimenti, finalizzate alla vita eterna per l'umanità.

RICETTE DI CUCINA

RICETTE DI CUCINA

Questa parte del libro vi propone delle ricette di cucina a cui è stato attribuito un numero. Il numero è seguito da una serie numerica corrispondente alla ricetta. Pronunciate questa serie di cifre mentalmente durante la preparazione del piatto e voi realizzerete la vita eterna.

Tartine e sandwich

1 – 298464

Ingredienti: 6 fette di pane, 120 g di aringa, 4 patate cotte, 2 pomodori, prezzemolo, sale, pepe, 3 cucchiai di crème fraîche, 30 g di burro.

Preparazione. Spalmate le fette di pane con il burro, posizionateci sopra i filetti di aringa. Salate e pepate la crème fraîche e sistematela sopra i filetti di aringa. Ricoprite di fettine di patate con l'aggiunta di un altro cucchiaio di crème fraîche e finite con uno strato di fettine di pomodoro tagliate sottili e una spruzzata di prezzemolo tritato.

2 – 5198419

Ingredienti: 7 fette di pane casareccio, patè di spratto (piccolo pesce azzurrro), 3 uova, 50/70 g di maionese, 1 spicchio d'aglio, 2 sottaceti, aneto.

Preparazione. Bollite le uova e fatele raffreddare, poi sgusciatele e tritatele finemente. Pulite l'aglio e schiacciatelo. Tagliate i sottaceti a fettine sottili. Mischiate la maionese con il patè, le uova tritate e l'aglio. Ricoprite le fette di pane con il composto, disponete sopra le fettine di sottaceti e spolverate con l'aneto.

3 -584

Ingredienti: 7 pezzi di baguette, filetti di aringa salata, 2 uova, 50 g di burro speziato (con il pimento), 1 cetriolino o 2/3 mele marinate, erbe aromatiche.

Preparazione. Fate bollire le uova poi lasciatele raffreddare, dopo di che sgusciatele e tritale finemente. Tritate anche le erbe aromatiche. Tagliate a rondelle il cetriolo o le mele. Spalmate di burro i tranci di baguette, disponetegli sopra l'uovo tritato, le erbe aromatiche, i filetti di aringa e infine le rondelle di cetriolo o mele.

4 – 51348164

Ingredienti: 1 Pane mezzo bianco, 120 g di cavolo o crauti, 1 cipolla verde, 50 g di maionese, sale, 2 uova, prosciutto o patè di prosciutto, 1 cucchiaino da caffè di senape, 30/40 g di ketchup.

Preparazione. Tagliate il pane in lunghezza. Rimuovete la mollica. Fate bollire le uova, lasciatele raffreddare, poi sgusciatele e tritale. Affettate la cipolla verde. Mischiate il tutto con la maionese, la senape, il sale e il ketchup. Sui due pezzi di pane tagliati disponete uno strato sottile di cavolo o crauti, poi stendete il composto e cospargete con le uova tritate, Sulla parte inferiore del pane mettete il prosciutto o patè e riunite i due pezzi di pane.

5 – 89189

Ingredienti: Da 5/7 pezzi di baguette, 20/30 g di miele, 100 g di fragole o ribes nero, 70 g di formaggio bianco, 50 g di biscotti.

Preparazione. Incorporate la frutta e il miele nel formaggio bianco, mischiando bene. Sbriciolate i biscotti. Disponete il mix dolce sui pezzi di pane e spruzzateci sopra le briciole biscottate.

6 – 548681

Ingredienti: 3 pezzi di baguette, uova di merluzzo, 2 uova, 3 cucchiai di crème fraîche, erbe aromatiche, 20 g di burro.

Preparazione. Fate bollire le uova, lasciatele raffreddare, poi sgusciatele e tritatele. Mischiatele con la crème fraîche e le erbe aromatiche tritate. Spalmate i pezzi di baguette di burro e disponeteci sopra il mix aggiungendo le uova di merluzzo.

7 – 189314012

Ingredienti: 3 pezzi di pane, 45 g di formaggio, 50 g di maionese, 2/3 uova, ravanelli.

Preparazione: Bollite le uova, fate raffreddare poi sgusciatele e tagliatele a rondelle. Riscaldate leggermente i pezzi di pane sotto il grill. Grattate il formaggio e mischiatelo alla maionese. Lavate i ravanelli e affettateli sottilmente. Disponete sui pezzi di pane un po' di mix di maionese e di formaggio, aggiungete i rapanelli e finite con 2/3 fette di uova.

8 – 49804139184

Ingredienti: 7 fette di pane casareccio, 40 g di burro di aringa, 6 pomodori, 4 foglie d'insalata verde, 2/3 uova, 2 cucchiaini da caffè di senape, 50 g di olio vegetale.

Preparazione: Scaldate l'olio e friggete le fette di pane da un solo lato. Bollite le uova, fate raffreddare poi sgusciatele e tagliatele a rondelle. Tagliate a pezzetti i pomodori e fateli friggere nell'olio. Disponete la senape, il burro d'aringa, una fetta d'insalata verde sui pezzi di pane e aggiungete 2/3 rondelle di uova su una parte del pane e 2/3 pezzi di pomodoro sull'altro.

9 – 498641

Ingredienti: 3 pezzi di baguette, 1 cetriolo, 1 cipolla, 50 g di formaggio grattugiato, 50 g di olio vegetale, 120 g di champignons marinati, 1 cucchiaino da caffè di senape.

Preparazione. Grattugiate il cetriolo, pelate la cipolla e affettatela. Affettate finemente anche i champignons. Fate soffriggere tutte le verdure nell'olio. Stendete un po' di senape su un pezzo di baguette, disponete le verdure e infine cospargete di formaggio grattugiato.

10 – 8916491

Ingredienti: 300 g di champignons di Parigi, 1 pane di segale, 1 cipolla, 100 g di maionese, 100 g di burro o olio vegetale, sale, erbe aromatiche.

Preparazione. Tagliate a metà il pane e poi tagliate nuovamente a metà ogni pezzo. Affettate finemente i champignons e fateli cuocere nell'acqua salata per 5 minuti, poi soffriggeteli nell'olio ben caldo. Pelate la cipolla, tagliatela a rondelle e fatela soffriggere anch'essa nell'olio. Disponete la cipolla, i champignons e la maionese sui pezzi di pane e di seguito su una teglia l'uno sull'altro. Stendete la maionese su questa "torta" e poi passatela per 5/7 minuti nel forno preriscaldato. Prima di servirla spolveratela di erbe aromatiche tritate.

11 -5916

Ingredienti: baguette rafferma, 150 g di spratti (piccoli pesci azzurri), 80 g di salsa di pomodoro, erbe aromatiche.

Preparazione. Togliete la crosta al pane e tagliate la baguette in pezzi di 1 cm di spessore. Disponete gli spratti su ogni pezzo (1/2 secondo la taglia). Ricoprite di salsa di pomodoro e passateli nel forno preriscaldato per 10 minuti. Sistemate i pezzi di baguette su un piatto e cospargeteli di erbe aromatiche tritate. Servite caldi.

12 – 497648

Ingredienti: 6 fette di pane casareccio, 80 g di burro, 2/3 cetrioli, 2 uova sode, 4/5 cucchiaini da caffè di maionese, sale, aneto.

Preparazione. Spalmate il burro sulle fette di pane e fatele abbrustolire da entrambi i lati. Pelate e affettate i cetrioli a strisce e le uova a rondelle. Disponete su ogni fetta di pane 2/3 strisce di cetriolo, salate, aggiungete 3 rondelle d'uovo e un cucchiaino di maionese. Guarnite con le erbe aromatiche.

13 – 8543218

Ingredienti: 7 fette di pane casareccio, 100 g di burro, filetti di pesce marinato, 4 uova, 100 g di *bryndza* grattugiato, 2 cucchiai di pangrattato, 1 cucchiaino da caffè di concentrato di pomodoro, 50 g di formaggio grattugiato.

Preparazione. Spalmate di burro le fette di pane. Mischiate il *byndza* grattugiato con i tuorli d'uova e il pangrattato. Disponete questo mix sulle fette di pane. Aggiungete i filetti di pesce e coprite con il pomodoro. Passate le tartine al forno, Prima di servire cospargetele di formaggio grattugiato.

14 – 59168

Ingredienti: 5 pezzi di pane di segale, 5 fette di pane di frumento, 200 g di burro, 80 g di aringhe salate, 5 uova, sale senape, erbe aromatiche.

Preparazione. Fate rassodare le uova, tritatele finemente e mischiatele con il burro. Aggiungete il sale e la senape e mischiate il tutto. Disponete il mix sulle fette di pane di frumento spolverando di erbe aromatiche. Tagliate le aringhe in piccoli pezzi e ponetele sul pane di segale. Ora fate 2 sandwich di 5 fette di pane ognuno alternando 1 fetta di pane di frumento con 1 di pane di segale e via così. Mettete in frigo per 2/3 ore dopodiché tagliate i sandwich in piccoli pezzi.

Insalate

15 – 319841

Ingredienti: 230 g di patate, 150 g di pollo, 150 g di champignons di Parigi marinati, 100 g di cetrioli, 4 uova, sale, pepe, erbe aromatiche.

Salsa: 3 tuorli d'uovo, 2 cucchiaini da caffè di zucchero a velo, 150 g di crème fraîche, sale paprika, 1 limone, chiodo di garofano.

Preparazione. Fate bollire le patate, lasciatele raffreddare poi pelatele e tagliatele a dadini. Cuocete il pollo e tagliatelo in piccoli pezzi. Sciacquate gli champignons marinati, asciugateli e affettateli. Infine mischiateli con le patate e i pezzi di pollo. Aggiungete i cetrioli tagliati a dadini. Fate rassodare le uova e dopo averle lasciate raffreddare sgusciatele e tritale, aggiungetele all'insalata. Ora salate, pepate e preparate la salsa. Mischiate i tuorli con lo zucchero a velo. Aggiungete la crème fraîche. Salate e pepate.

Tritate il chiodo di garofano e aggiungetelo alla salsa. Spremete il limone e aggiungete il succo alla salsa. Mischiatela bene. Aggiungete la salsa all'insalata e amalgamate bene il tutto. Prima di servire cospargete di erbe aromatiche.

16 – 4986813

Ingredienti: 150 g di patate, 1 cipolla, 1 carota, 1 aringa salata, 2 uova sode, 100 g di maionese, 2 cucchiai d'olio vegetale o d'oliva, un po' di prezzemolo.

Preparazione. Fate cuocere le patate e la carota, Una volta raffreddate grattugiate con grattugia a maglia larga. Tagliate l'aringa a piccoli pezzi. In un'insalatiera piatta disponete i pezzi d'aringa, copriteli con uno strato di rondelle sottili di cipolla, uno strato di carote e patate tritate. Salate e completate con un filo d'olio. Ora aggiungete uno strato sottile di maionese, spruzzate sopra le uova tritate e il prezzemolo, anch'esso tritato.

17 – 9486817

Ingredienti: 150 g di cavolo bianco, 1 barbabietola cotta, 2 cucchiai di olio vegetale, succo di un limone, noci, chips, sale.

Preparazione. Lavate e tagliate finemente il cavolo bianco, scolatelo bene, salatelo e aggiungetelo alla barbabietola affettata, alle noci tritate, al succo di limone con un pizzico di zucchero. Aggiustate l'insalata d'olio, mischiate e servite accompagnata da chips.

18 – 4986917198

Ingredienti: 150 g di crauti, 150 g di zucca, 3 cucchiai di olio vegetale, zucchero, miele, menta.

Preparazione. Pulite e grattugiate la zucca finemente, mischiatela con i crauti e lo zucchero. Aggiungere l'olio vegetale. Servite accompagnata da una salsa di verdure. Proponete il miele e la menta separatamente.

19 – 498641390461

Ingredienti: 1 cavolfiore, 1½ zucchina media, olio vegetale, salsa di verdure, pinoli.

Preparazione. Dividete il cavolfiore a spicchi e cuocetelo in acqua calda salata. Pulite le zucchine, tagliatele a dadini e cuocetele anch'esse nell'acqua. Scolate le verdure e mettetele in un'insalatiera dove avrete aggiunto dei piccoli pezzi di pane abbrustolito, la salsa e i pinoli. Mischiate tutto molto bene e servite.

20 – 49806131

Ingredienti: 700 g di cavolo, 150 g di noci in guscio, 6 spicchi d'aglio, pepe, olio vegetale, arachidi salate, sale.

Preparazione. Affettate il cavolo, aggiungete dell'acqua bollente salata, coprite con un coperchio e cuocete a fuoco vivo. Portate a ebollizione, scoperchiate e cuocete per 5 minuti per far disperdere l'odore. Scolatelo. Sgusciate le noci, strofinatele con l'aglio schiacciato e tritatele. Mischiate il cavolo con le noci, aggiungete olio, pepe e sale e guarnite con arachidi salate.

21 – 498640219

Ingredienti: 250 g di alghe congelate, 3 cetrioli, 1 carota, 1 cipolla, 3 cucchiai di olio vegetale, 1 cucchiaino da caffè di aceto, 1 confezione di conserva di pesce, aneto, sale.

Preparazione. Scongelate le alghe, risciacquate e fatele cuocere per 15 minuti cambiando l'acqua tre volte. Lasciatele raffreddare e affettatele. Cuocete anche la carota. Affettate la carota e i cetrioli. Mischiate tutte le verdure e aggiungere l'olio, l'aceto, il sale e infine il succo di pesce. Affettate la cipolla e disponetela insieme all'aneto come decorazione.

22 – 498641

Ingredienti: 2 cavolfiori, 1 cucchiaio di mollica di pane, 4 tazzine di piselli, farina, sale, olio vegetale, chips, erbe aromatiche, chair de pastèque (purè di anguria).

Preparazione. Cuocete i cavolfiori in acqua bollente salata, scolateli e affettateli. Fate soffriggere la farina e la mollica di pane nell'olio. Mischiate i cavolfiori con i piselli e il soffritto di mollica di pane. Aggiustate d'olio. Servite con erbe aromatiche, il purè d'anguria e le chips.

23 – 49181498

Ingredienti: 3 barbabietole cotte, 1 cipolla, aceto, spezie, sale, sedano, olio vegetale.

Preparazione. Grattugiate le barbabietole con una grattugia a fori larghi. In una padella preriscaldata, fate soffriggere la cipolla affettata nell'olio. Aggiungete le barbabietole e continuate a soffriggere con la cipolla. Salate, aggiungete le spezie. Prima di ritirare dal fuoco aggiustate con l'aceto e il sedano tritato. Potete servirla fredda in una insalatiera.

24 – 49864189

Ingredienti: 1 barbabietola, 2 radici di ravanello nero, 1 cucchiaio di aceto, 2 cucchiai di olio vegetale, aneto e prezzemolo, arachidi, sale.

Preparazione. Fate cuocere la barbabietola nell'acqua salata, l'asciatela raffreddare, pelatela e grattugiatela con una grattugia a fori larghi. Pulite e grattugiate le radici di ravanello nero con una grattugia a fori piccoli. Mischiate con la barbabietola e aggiustate con l'aceto e l'olio. Aggiungete l'aneto e il prezzemolo tritato più le arachidi.

25 – 4984716489

Ingredienti: 150 g di pollo cotto, 80 g di porcini cotti, 1 uovo sodo, 50 g di piselli, 1 cetriolo, 2 patate cotte, sale, 3 cucchiai di maionese, erbe aromatiche, 2 cucchiai di noccioline tritate, 1 cucchiaio di arachidi.

Preparazione. Tagliate a pezzi il pollo cotto e affettate i porcini, le patate e l'uovo. Pulite e affettate finemente anche il cetriolo. Mischiate tutti gli ingredienti, salate e aggiustate di maionese. Disponete l'insalata a piramide in un piatto. Decorate con le erbe aromatiche e circondate con i piselli. Spolverate di noci tritate.

26 – 4986417891

Ingredienti: 3 cetrioli, aringa, 80 g di formaggio grattugiato, 25 g di burro, 3 cucchiai di maionese, sale, pepe nero macinato, arachidi, rametti d'aneto e crescione.

Preparazione. Tagliate a metà i cetrioli nel senso della lunghezza, svuotateli della polpa e tritatela finemente, rimuovete la pelle e i bordi dell'aringa e passatela nel tritacarne. Mischiate la polpa dei cetrioli, l'aringa, il formaggio, la maionese e il burro. Aggiustate di sale e di pepe. Riempite una sacca da pasticciere con il mix e fatela raffreddare in frigo. In seguito distribuite sui cetrioli svuotati. Prima di servire, aggiungete le arachidi e i rametti di aneto e crescione.

27 – 49864187

Ingredienti: 3 barbabietole, 3 ravanelli neri, zucchero, miele, salsa di frutta, limone, mela.

Preparazione. Grattugiate le verdure. Aggiungete il miele e la salsa di frutta e il succo del limone spremuto. Spruzzate di zucchero. Mettete al centro una mela tagliata a metà a fiore.

28 – 398641814

Ingredienti: 2 barbabietole cotte, 300 g di zucca cotta, 100 g di prugne secche, uvetta, zucchero vanigliato, olio vegetale, salsa di frutta, noci.

Preparazione. Grattugiate le barbabietole e la zucca. Aggiungete le prugne tagliate a pezzetti, l'uvetta e lo zucchero vanigliato. Condite con l'olio. Servite con la salsa di frutta mischiata alle noci tritate.

29 – 4916481

Ingredienti: 3 barbabietole, 2 mele, 2 carote, 5 patate cotte, 2 cetrioli o cetriolini, 10 cucchiai di piselli (cotti o in scatola),

3 cucchiaini di zucchero, 2 cucchiaini di aceto, olio vegetale, pomodori, sale. Pepe, aneto, cipolla verde, aglio.

Preparazione: Pelate le barbabietole e le carote, sciacquate, affettate e mettetele in casseruole diverse. Aggiungete lo zucchero e ricoprite d'acqua fredda. Cuocete a fuoco dolce per circa 10 minuti. Aggiungete l'aceto alle barbabietole cotte. Affettate le patate e i cetrioli o cetriolini. Mettete i piselli, le barbabietole, le carote, le patate, i cetrioli in un'insalatiera senza mischiarli. Versare l'olio e le erbe. Affettate i pomodori e le mele, strofinateli con l'aglio e disponeteli sopra l'insalata.

30 – 4986417198

Ingredienti: 3 barbabietole, 3 mele, 1 pera, miele, ½ mezza tazza di noci, olio vegetale, erbe aromatiche, aglio.

Preparazione. Fate cuocere le barbabietole, scolatele e dopo aver pelato le mele e la pera grattugiate con una grattugia a fori larghi. Sbriciolate le noci. Mischiate tutti gli ingredienti, aggiungete l'olio e il miele. Spolverate l'insalata con le erbe aromatiche.

31 – 498641819

Ingredienti: 1 ravanello nero, 250 g di crauti, 1 cipolla, funghi secchi, olio vegetale, sale, zucchero, succo di verdure, erbe aromatiche fresche, arachidi.

Preparazione. Grattugiate il ravanello nero e mischiatelo con i crauti. Soffriggete la cipolla affettata nell'olio e mischiatela alle verdure. Aggiungete il sale e lo zucchero, le erbe aromatiche tritate. Cuocete i funghi, affettateti finemente e aggiungeteli all'insalata. Versate il succo di verdure e spolverizzate di arachidi.

32 – 4748913194

Ingredienti: 200 g di fagioli bianchi secchi, 2 cipolle, 1 spicchio d'aglio, 10 noci sgusciate, 5 cucchiai d'olio, ketchup, sale, spezie, acqua frizzante, erbe aromatiche.

Preparazione. Mettete i fagioli nell'acqua fredda per una notte. Scolateli e ricopriteli di acqua frizzante. Cuoceteli a fuoco lento fino a quando non saranno teneri. Scolateli, aggiungete il sale, l'aglio e le cipolle affettate. Condite con l'olio, le spezie e le noci tritate. Spolverate di erbe aromatiche e abbellite con il ketchup.

33 – 48974159

Ingredienti: 3 peperoni rossi e gialli, 1 carota, 1 cetriolo, 1 pomodoro rosso e corposo, 1 cipolla verde, 1 ravanello, aneto, 1 cucchiaio di aceto, 1 cucchiaino di vino rosso, 2 cucchiai di olio d'oliva, sale, pepe.

Preparazione. Affettate i peperoni in mezze rondelle, la carota e il cetriolo a listelli, il pomodoro a pezzetti piccoli. Affettate la cipolla e il ravanello. Amalgamate tutte le verdure in un'insalatiera. Preparate la salsa con l'aceto e il vino, l'olio d'oliva, il sale, e il pepe. Condite l'insalata con la salsa, decorando con la cipolla e l'aneto tritato.

34 – 5987481

Ingredienti: 3 Pomodori, 150 g di cetrioli, 200 g di peperoni e di *bryndza* grattugiato, 1 cipolla verde, sale, pepe nero, olio vegetale.

Preparazione. Affettate i pomodori, i cetrioli, la cipolla verde e i peperoni. Unite tutte le verdure, aggiustate di sale e pepe. Condite con il *bryndza* grattugiato e l'olio vegetale.

35 – 89064812

Ingredienti: 200 g di fagiolini verdi freschi, 1 scatola di fagioli bianchi, 3 pomodori, 2 pere, 6 cucchiai di olio vegetale, pepe macinato al momento, erbe aromatiche.

Preparazione. Pulite i fagiolini verdi, spezzateli in due e cuoceteli per 10 minuti. Risciacquate i fagioli bianchi in acqua fredda, scolateli e versateli in un'insalatiera. Pelate le pere, togliete il torsolo e affettatele insieme ai pomodori. Fate un mix di tutte le verdure e condite con l'olio e il pepe. Lasciate riposare per un po'. Spolverate con le erbe aromatiche e servite con del pane abbrustolito.

36 – 478164

Ingredienti: 200 g di formaggio bianco, 200 g di peperoni, 30/60 g di olio vegetale, 15 g di succo di limone, prezzemolo, sale.

Preparazione. Affettate finemente i peperoni e saltateli con olio e sale. Frullate il formaggio bianco insieme all'olio e al succo di limone fino ad ottenere una consistenza cremosa. Unitela al composto di peperoni. Spolverate di prezzemolo tritato.

37 – 3486410164

Ingredienti: 3 cucchiai di piccoli champignons di Parigi marinati, 3 uova sode, 1 piccola cipolla, 2 cucchiai di maionese, 2 cucchiai di olio vegetale, sale.

Preparazione. Tagliate le uova in due ed estraete i tuorli senza rompere i bianchi. Affettate finemente la cipolla e fatela dorare in una padella. Tritate finemente i tuorli e i champignons. Amalgamateli con la cipolla e la maionese. Farcite i bianchi d'uovo con questo mix – sono piccole barche che vi invitano a fare un viaggio romantico.

38 – 548713814

Ingredienti: 350 g di patate, 80 g di fagioli bianchi, 1 cipolla, sale, erbe aromatiche, olio vegetale, 1 zucchina, ketchup.

Preparazione. Bollite le patate con la pelle, fate raffreddare leggermente poi pelatele e tagliatele a pezzetti. Cuocete i fagioli bianchi e uniteli alle patate. Affettate la cipolla, fatela saltare nell'olio dove aggiungerete anche le verdure. Lasciate il tutto sul fuoco per qualche minuto. Salate, aggiungete il ketchup. Grigliate la zucchina affettata a rondelle e disponetela sull'insalata come decorazione, spolverate di erbe aromatiche.

39 – 489641819

Ingredienti: 250 g di pomodori medi, 80 g di uova sode, 3/4 cipolle marinate, sedano cotto, 250/300 g di maionese, arachidi, rametti di prezzemolo, sale, paprika.

Preparazione. Affettate i pomodori, le uova a rondelle, il sedano e le cipolle. Amalgamate tutte le verdure e aggiungete sale e paprika. Disponete a piramide in una insalatiera e decorate con i rametti di prezzemolo e qualche rondella d'uovo.

Cipolle marinate: Pelate le cipolle e passatele sotto l'acqua bollente. In una casseruola versate 2 bicchieri d'acqua, aggiungete 2 cucchiai di aceto bianco, delle arachidi, zucchero, sale, chiodi di garofano, cannella, foglia d'alloro, paprika, pepe nero. Portate ad ebollizione. Versate la marinata sulle cipolle e lasciatele riposare per 3/4 ore. Togliete le cipolle dalla marinata e affettatele a rondelle.

40 – 594813481

Ingredienti: 250 g di fagioli rossi, 800 g di arachidi salate, 3 spicchi d'aglio, olio vegetale.

Preparazione. Fate rinvenire i fagioli rossi e cuoceteli. Aggiungete le arachidi tritate e l'aglio schiacciato. Condite il tutto con sale e olio.

41 – 479641981

Ingredienti: 200 g di merluzzo cotto (filetto), 150 g di patate cotte, 3 uova sode, piselli, 250 g di maionese, 2 cipolle, sale.

Preparazione. Tagliate a lamelle il filetto di merluzzo e le patate e uniteli. Affettate le uova a rondelle separando i rossi dal bianco e tritate i rossi. Affettate a rondelle anche le cipolle. Amalgamate tutti gli ingredienti, aggiungendo i piselli, il sale, il pepe e la maionese.

42 – 59864178914

Ingredienti: 350 g di champignons marinati, 3 mele, 2 cipolle, 3 cucchiai di olio vegetale, sale, 10 olive, vino rosso.

Preparazione. Affettate i champignons e le cipolle a rondelle. Grattugiate le mele. Amalgamate il tutto aggiungendo le olive, il sale, l'olio vegetale. Servite l'insalata con fette sottili di pane bianco.

43 – 2186417198

Ingredienti: 150 g di champignons sotto sale o marinati, 50 g di cipolla, pane bianco, olio vegetale, prezzemolo.

Preparazione. Affettate finemente i champignons e le cipolle, uniteli con l'olio. Tagliate il pane bianco in 20 cubi e dorateli nell'olio: devono restare teneri. Spolverate di prezzemolo. Servite con il pane grigliato.

44 – 2190648194

Ingredienti: 250 g di pomodori, 250 g di champignons freschi, 200 g di patate, 2 spicchi d'aglio, 2 peperoni rossi, olio vegetale, erbe aromatiche.

Preparazione. Fate cuocere i champignons e lasciateli raffreddare dopo di che affettateli. Bollite le patate con la pelle, pelatele e tagliatele a cubetti. Affettate anche i pomodori. Amalgamate tutte le verdure, aggiungete l'aglio schiacciato e i peperoni affettati finemente. Aggiustate di sale e olio vegetale. Spolverate di erbe tritate.

45 – 498641781

Ingredienti: 150 g di champignons in scatola, 1 lattuga, 3 mazzetti di ravanelli, 2 pomodori, 2 cucchiai di arachidi salate, olio vegetale, sale, spezie, pane casareccio.

Preparazione. Lavate e spezzettate la lattuga. Affettate i champignons e i ravanelli. Pulite i pomodori e affettateli. Amalgamate le verdure aggiungendo le arachidi. Aggiustate di sale e spezie. Servite l'insalata con il pane grigliato.

46 – 598648712

Ingredienti: 230 g di salsiccia cotta, 220 g di patate cotte, 6 uova sode, 120 g di cetrioli, 2 cipolle, 250 g di maionese, sale, pepe.

Preparazione. Tagliate le uova, la salsiccia, i cetrioli e le patate a cubetti. Aggiungete le cipolle affettate, Amalgamate il tutto, salate, pepate e condite con la maionese.

47 – 219641891

Ingredienti: 150 g di salsiccia, 200 g di patate cotte, 5 uova sode, 100 g di cetrioli, 2 cipolle, 200 g di maionese, sale, 1 cucchiaino di burro.

Preparazione. Affettate le cipolle e fatele saltare nel burro. Cuocete la salsiccia e tagliatela a pezzetti. Affettate le patate, i cetrioli e le uova. Amalgamate tutti gli ingredienti, slate e condite con la maionese.

48 – 264317284

Ingredienti: 200 g di petti di pollo, 80 g di champignons cotti, 200 g di patate, 4 uova sode, 50 g di cetrioli, 5 g di senape, sale, pepe, 30 g di radice di sedano, 200 g di maionese.

Preparazione. Cuocete i petti, fateli raffreddare e tagliateli a pezzetti. Lavate e pulite la radice di sedano e affettatela. Affettate anche gli champignons, le uova e i cetrioli. Amalgamate tutti gli ingredienti in un'insalatiera, salate e pepate. Condite con la maionese e la senape.

49 – 5943120142

Ingredienti: 200 g di salsiccia cotta, 200 g di fagioli, 250 g di patate lesse, 4 uova sode, 400 g di mele verdi, sale, 250 g di maionese.

Preparazione. Affette le uova e le patate e unitele ai fagioli. Lavate, pelate e tagliate le mele a cubetti. Tagliate anche la salsiccia a pezzetti. Amalgamate il tutto, salate e condite con la maionese.

50 – 4786419

Ingredienti: 200 g di patate novelle, 250 g di cetrioli, 6 uova sode, 100 g di peperoni, 2 mele medie, 200 g di pollo cotto, sale, 250 g di maionese, spezie.

Preparazione. Bollite le patate novelle con la pelle, raffreddatele, privatele delicatamente della pelle e tagliatele a cubetti. Pelate le uova. Tagliate grossolanamente i cetrioli. Lavate, pulite i peperoni e affettateli finemente. Pelate le mele e tagliatele a cubetti.. Tagliate il pollo a listelli. Mischiate tutti gli ingredienti, salate e condite con la maionese. Disponete l'insalata a piramide su un piatto, spolverate di spezie.

51 – 498641

Ingredienti: 250 g di pollo cotto, 100 g di cavolfiore, 150 g di piselli, 200 g di patate bollite, 4 uova sode, 250 g di maionese, sale.

Preparazione. Tagliate il pollo a listelli e tritate il cavolfiore. Aggiungete i piselli. Tagliate a cubetti le patate e le uova. Amalgamate il tutto e condite con sale e maionese.

52 – 898064198

Ingredienti: 200 g di filetti di pesce marinati, 150 g di riso, 80 g di olive, 100 g di uvetta, 4 uova sode, sale, latte.
Per la salsa: 100 g di crème fraîche, 2 uova, 1 cucchiaino di zucchero a velo, sale, 1 g di cannella, 1 cucchiaino di aceto bianco.

Preparazione. Tagliate a listelli i filetti. Fate cuocere il riso nel latte salato (deve restare al dente), poi fatelo raffreddare in un colino. Tagliate le uova a cubetti. Unite il pesce, il riso e le uova. Aggiungete le olive scolate. Lavate l'uvetta e lasciatela cuocere in acqua bollente e a fuoco dolce per circa 2 minuti. Scolatela e aggiungetela all'insalata.

Preparate la salsa. Montate le uova fredde con lo zucchero a velo e il sale. Aggiungete la cannella. Mischiate aggiungendo gradatamente l'aceto. Unite la crème fraîche al composto e condite l'insalata con questa salsa.

53 – 4986417198

Ingredienti: 150 g di pollo cotto, 100 g di prosciutto, 300 g di riso cotto, 300 g di maionese, 1 cucchiaino di prezzemolo e basilico tritato, sale.

Preparazione. Tagliate a pezzetti il pollo e il prosciutto e uniteli al riso e le spezie. Condite con maionese e sale.

54 – 6487418

Ingredienti: 10 homards (polpette di aragosta) cotte congelate, 7 cetrioli, 1 cucchiaino di sale, succo di un limone, qualche foglia d'insalata, 1 spicchio d'aglio, 3 cucchiai di olio vegetale, zucchero, pepe, 2 uova sode, aneto, 5 cucchiai di maionese, 100 g di fagioli, 100 g di olive.

Preparazione. Scongelate le polpette. Affettate i cetrioli. Lavate le foglie d'insalata e fatele a pezzetti. Unite l'olio vegetale al succo di limone, l'aglio schiacciato, lo zucchero e il pepe. Dividete le uova in 4 metà. Mettete in un'insalatiera le polpette, i cetrioli, l'insalata, le uova, i fagioli e le olive. Condite con la salsa aggiungendo la maionese e l'aneto tritato.

55 – 4986418481

Ingredienti: 200 g d'oca arrostita al forno, 80 g di carote, 200 g di patate, 5 uova sode, 150 g di olive, 100 g di champignons marinati, 250 g di maionese, sale, 2 cipolle.

Preparazione. Fate cuocere le carote e le patate. Fatele raffreddare e tagliatele a cubetti. Affettate i champignons. Pelate le cipolle e tritatele. Unite questi ingredienti all'oca arrosto, le olive e la maionese. Salate. Disponete l'insalata a piramide in un piatto. Decorate con qualche carota e le uova.

56 – 7196483194

Ingredienti: 100 g di aringa salata, 200 g di patate, 5 uova sode, 150 g di champignons sotto sale, 150 g di pisellini, 100 g di carote, 250 g di maionese, sale, spezie

Preparazione. Pulite le aringhe rimuovendo la pelle e i bordi. Affettate i champignons e uniteli all'aringa. Cuocete le carote e le patate. Lasciatele raffreddare e affettatele. Amalgamate tutti gli ingredienti compresi i pisellini. Salate e condite con maionese. Disponete l'insalata a piramide in un piatto, spolverate di spezie tritate e decorate con i champignons e le uova.

57 – 849316219061

Ingredienti: 200 g di pollo, 200 g di patate cotte, 200 g di pisellini, 150 g di uvetta marinata, 5 uova sode, prezzemolo, sale, maionese.

Preparazione. Cuocete il pollo in poca acqua salata, lasciatelo raffreddare e tagliatelo a listelli. Tritate grossolanamente le patate e le uova. Unite il tutto con i pisellini, l'uvetta marinata e il prezzemolo tritato. Salate e condite con la maionese.

58 – 49868431901

Ingredienti: 150 g di acciughe salate, 200 g di patate cotte, 3 uova sode, 3 radici di spinaci, 100 g di fagioli in scatola, 2 cipolle, 3 sottaceti, 250 g di maionese, sale, pepe.

Preparazione. Pulite le acciughe rimuovendo le teste poi tritatele. Affettate le patate, le uova e i sottaceti. Sciacquate e scolate i fagioli. Pulite e affettate le cipolle. Amalgamate tutti gli ingredienti. Pulite, lavate e grattugiate le radici di spinaci poi unitele alla maionese. Condite l'insalata con questa salsa. Servitela ben fredda.

59 – 219418014

Ingredienti: 200 g di fesa di tacchino, 150 g di riso, 120 g di pisellini. 100 g di prugne, 4 uova sode, 2 limoni, 250 g di maionese, sale, pepe.

Preparazione. Fate cuocere il tacchino in poca acqua salata, fatelo raffreddare poi tagliatelo a listelli. Lavate bene il riso, ricopritelo d'acqua fredda e fatelo cuocere. Lasciatelo scolare in un colino. Unite il riso al tacchino in un contenitore non metallico. Lavate le prugne, ricopritele d'acqua bollente. Cuocetele per circa 3 minuti poi fatele raffreddare e snocciolatele. Tagliatele a pezzetti e unitele al riso e al tacchino. Tritate le uova e aggiungete i pisellini. E mischiate il tutto. Spremete i due limoni e aggiungete il succo alla maionese amalgamando bene. Condite con questa salsa l'insalata. Disponetela infine a piramide in un piatto decorando con qualche pisellino e prugna.

60 – 389641719

Ingredienti: 200 g di pollo, 250 g di riso, 4 uova sode, 200 **g** di cetrioli, 100 g di ravanelli, 100 g di yogurt, 150 g di maionese, sale.

Preparazione. Cuocete il pollo, raffreddatelo e tritatelo.
Lavate bene il riso poi cuocetelo in poca acqua salata.
Scolatelo in un colino e raffreddatelo con acqua fredda.
Affettate le uova. Lavate i cetrioli e i ravanelli in acqua fredda. Affettateli finemente. Amalgamate tutti gli ingredienti. Mischiate lo yogurt con la maionese e condite l'insalata con questa salsa. Salate. Disponete a piramide su un piatto e decorate con i cetrioli e i ravanelli.
La combinazione di maionese e yogurt è straordinaria e vi sorprenderà per la sua leggerezza e freschezza.
Non dimenticate di completare il vostro pasto con verdure fresche di stagione.

61 -4986418

Ingredienti: 150 g di polpa di granchio cotta, 200 g di patate, 150 g di alghe, 100 g di olive, 250 g di maionese, sale, crescione, 1 cucchiaino di chili di Jamaica.

Preparazione. Affettate la polpa di granchio finemente. Pelate le patate e cuocetele in acqua salata. Togliete l'acqua e fate asciugare le patate a fuoco dolce. Raffreddatele e tagliate a cubetti. Tritate le alghe. Unite gli ingredienti in una ciotola non metallica. Aggiungete le olive, il chili e la maionese. Salate. Disponete l'insalata a piramide in un piatto. Lavate il crescione, tritate qualche foglia e spargetele sull'insalata. Le restanti foglie disponetele intorno al piatto a mo di decorazione.

62- 4986417189

Ingredienti: 150 g di tonno in scatola, 150 g di riso, 100 g di champignons marinati, 60 g di olive, 2 cipolle, 250 g di maionese, 2 limoni, foglie di menta e sedano.

Preparazione. Lavate bene il riso e fatelo cuocere in poca acqua salata. Scolatelo in un colino e risciacquate con acqua fredda. Scolate le olive e i champignons e affettateli finemente. Uniteli al riso insieme al tonno scolato e sbriciolato. Tritate le cipolle. Spremete i 2 limoni e aggiungete il succo alla maionese. Amalgamate tutti gli ingredienti e disponete su un piatto da portata decorando con le foglie di menta e sedano lavate.

63 – 4978419184

Ingredienti: 150 g di pesce affumicato, 180 g di salsiccia, 100 g di carote, 100 g di sottaceti, 2 cipolle, 100 g di pisellini, 200 g di patate, 4 uova sode, 250 g di maionese, arachidi, sale, pepe nero.

Preparazione. Togliete il bordi al pesce e tritatelo grossolanamente. Tritate anche la salsiccia e unitela al pesce. Bollite le carote e le patate con la buccia, raffreddatele, pelate le patate e tagliate entrambi a cubetti. Affettate i sottaceti, le cipolle, e le uova. Sciacquate e scolate i pisellini. Amalgamate tutti gli ingredienti, salate, pepate, condite con la maionese e decorate con le arachidi. Servite a piramide su un piatto di portata.

64 – 31841901

Ingredienti: 150 g di riso. 120 g di albicocche secche, 80 g di uvetta secca, 5 uova, 70 g di uvetta marinata, 100 g di mele, 200 g di crème fraîche, miele.

Preparazione. Lavate bene il riso e portate a ebollizione cuocendolo in poca acqua e a tegame coperto. Scolatelo e raffreddatelo sotto l'acqua fredda. Lavate le albicocche e l'uvetta secche, ricopritele d'acqua e lasciate cuocere a fuoco dolce per circa 3 minuti, sempre a tegame coperto. Togliete l'acqua e fate asciugare delicatamente la frutta sul fuoco. Pelate le mele e tagliatele a cubetti. Scolate l'uvetta marinata. Con la frusta sbattete la crème fraîche fredda con il miele tiepido. Amalgamate tutti gli ingredienti con la salsa al miele. Disponete su un piatto decorando con qualche uvetta e albicocca.

65 – 498741219301

Ingredienti: 200 g di gamberetti, 200 g di patate, 3 uova sode, 2 cipolle, 150 g di olive, 100 g di carote, 100 g di champignons di Parigi marinati, 200 g di crème fraîche, 2 limoni, sale.

Preparazione. Cuocete i gamberetti in acqua salata con l'aggiunta di una cipolla, dopo di che sgusciateli e affettateli con un coltello appuntito. Pelate e cuocete le patate. Togliete l'acqua e fatele asciugare a fuoco dolce. Fatele raffreddare e tagliatele a cubetti. Affettate le uova. Scolate le olive e i champignons. Lavate, pelate, cuocete le carote e affettatele. Amalgamate tutti gli ingredienti e salate. Mischiate la crème fraîche con il succo di un limone. Condite l'insalata con la salsa al limone. Disponete su un piatto da portata e decorate con le fette di limone.

66 – 986412198

Ingredienti: 100 g di aringa, 120 g di calamari, 150 g di girolles (funghi) marinati, 250 g di pasta, 4 uova sode, 100 g di cavolfiore, 100 g di sottaceti, sale.

Per la salsa: 2 uova, 2 cucchiaini di zucchero a velo, 3 cucchiaini di sale, 5 grani di pimento della Jamaica, 3 cucchiaini di aceto bianco, 20 g di olio vegetale, coriandolo.

Preparazione. Pulite l'aringa e togliete i bordi e tagliatela a pezzetti. Pulite i calamari e cuoceteli 5 minuti nell'acqua salata, affettateli. Tritate grossolanamente il cavolfiore e i funghi. Fate cuocere la pasta in acqua salata e lasciatela scolare in uno scolapasta. Tritate le uova Tagliate a cubetti i sottaceti. Amalgamate tutti gli ingredienti e salate.

Preparate la salsa. Sbattete le uova fredde con il zucchero a velo e il sale. Aggiungete il pimento schiacciato e l'aceto. Continuate a montare la salsa aggiungendo l'olio a filo fino a che non diventerà una mousse untuosa. Lasciate riposare poi condite l'insalata.

67 – 81906431901

Ingredienti: 100 g di aringa, 150 g di riso, 80 g di pistacchi, 100 g di carote, 2 cucchiai di basilico tritato, 3 cucchiaini di noce moscata, 5 uova sode, 150 g di champignons marinati, sale pimento della Jamaica, foglie di lattuga.

Per la salsa: 200 g di panna, 2 cucchiai di aceto di vino rosso, 2 cucchiai di olio di semi, 2 cucchiaini di sale, 2 cucchiani di zucchero a velo.

Preparazione. Pulite l'aringa togliendo i bordi e tagliate a pezzetti. Lavate bene il riso e cuocetelo in poca acqua salata. Scolatelo e risciacquate con acqua fredda. In una insalatiera unite l'aringa al riso e salate e pepate. Cuocete le carote, raffreddatele e tritatele. Mettete la carote e le uova, anch'esse tritate, in un recipiente e aggiungete il, basilico, la noce moscata e i champignons, sale e pepe.

Preparate la salsa. Con la frusta sbattete la panna fredda con lo zucchero a velo e il sale. Continuando a sbattere aggiungete l'aceto e l'olio a filo. Unite la salsa al mix di carote. Lasciate riposare poi versatela sul riso e l'aringa, decorate con le foglie di lattuga.

68 – 498641819

Ingredienti: 800 g di calamari, 4 uova sode, 3 cipolle, 1 sacher di surimi, 1 tubetto di maionese.

Preparazione. Pulite, fate cuocere i calamari e tagliateli a pezzetti. Affettate le cipolle e lasciatele nell'acqua per un po' per renderle più digeribili. Affettate il surimi e le uova. Unite tutti gli ingredienti e condite con la maionese. Servite l'insalata con un muscadet (vino bianco).

69 – 51951731914

Ingredienti: 2 Sedani, 4 Patate, 3 cucchiai di champignons marinati e tritati, 2 uova sode, 2 sottaceti, 2 cucchiai di maionese. 1 cucchiaino di senape, sale.

Preparazione. Fate cuocere le patate con la pelle, raffreddate, pelate e tagliate a cubetti. Grattugiate il sedano. Affettate le uova e i sottaceti. Condite con la salsa di (maionese, senape e sale).

70 – 898064191

Ingredienti: 150 g di pasta, 2 spicchi d'aglio, 1 cipolla, 100 ml di olio vegetale, 50 ml di aceto di vino rosso, 50 g di acciughe, 50 g di olive snocciolate, sale, pepe, acqua.

Preparazione. Cuocete la pasta e scolatela. Affettate la cipolla, schiacciate l'aglio e fateli saltare in una padella nell'olio. Mischiate l'aceto, olio vegetale, il sale, pepe e scaldateli in un pentolino. Unite le acciughe spezzettate alle olive tritate. Versate la pasta in un piatto da portata. Mischiate tutti gli ingredienti caldi e versateli sulla pasta. Rifinite con il trito di olive e acciughe.

71 – 4986917148

Ingredienti: Frutta in scatola – albicocche, pere, mele – 3 mele fresche, 3 aranci, 2 kiwi, 100 g di uvetta, 100 g di noci tritate, 250 g di crème fraîche, 150 g di zucchero.

Preparazione. Affettate le mele e disponetele in un piatto da portata facendo dei mucchietti singoli. Tagliate la frutta sciroppata a cubetti e disponetela su ogni mucchietto. Unire i kiwi e gli aranci affettati, le uvette tritate grossolanamente. Sbattete la crème con lo zucchero e versatene un po' su ogni porzione di frutta. Spolverate con le noci tritate. Servire.
Per preparare questa insalata è preferibile usare un coltello a punta per perdere meno succo possibile.

72 – 54864197

Ingredienti: Pane rotondo, 2 patate cotte, 2 sottaceti, 3 uova sode, 80 g di pisellini, 100 g di champignons marinati, 200 g di carne cotta, 100 g di crème fraîche, 3 cucchiai di maionese, sale, pepe, erbe aromatiche, formaggio grattugiato.

Preparazione. Tagliare la cima del pane e togliere la mollica interna. Affettate la carne, i sottaceti, le uova, i champignons. Aggiungete i pisellini, la crème fraîche e la maionese. Salate e pepate il mix e disponetelo nella forma di pane scavata. Spolverate di formaggio grattugiato e mettetelo nel forno riscaldato per qualche minuto. Una volta che il formaggio è fuso estrarre il "paniere" dal forno, lasciatelo intiepidire e servitelo dopo averlo spruzzato di erbe aromatiche.

73 – 4916487178

Ingredienti: 350 g di cavolo bianco, 3 tazze di albicocche affettate, 2 kiwi, salsa di frutta.

Preparazione. Affettate il cavolo e unitelo alle albicocche. Servite con la salsa di frutta e i kiwi tagliati a rondelle.

74 – 5196418194

Ingredienti: 125 g di yogurt, 3 mele, 5 cucchiai di fiocchi d'avena, 2 cucchiai di noci macinate, 1 cucchiaio di uvetta secca.

Preparazione. Ricoprire i fiocchi d'avena con un po' d'acqua e lasciateli riposare per 15/20 minuti. Pelate e grattugiate le mele. Lavate l'uvetta e fatela rinvenire in un po' d'acqua calda per 15 minuti. Scolate i fiocchi d'avena pressandoli in un colino. Amalgamate tutti gli ingredienti e copriteli di yogurt.

Zuppe

75- 47921431948

Ingredienti: 1,8 kg di cavolo bianco, 5 patate, 1/2 cipolle, 1/2 carote, 1 barbabietola, ½ limone, 1 foglia d'alloro, sale, pepe, prezzemolo.
Preparazione. Affettate tutte le verdure, mettetele in una pentola e fatele bollire, salate, aggiungete il succo del limone, il pepe, la foglia d'alloro e il prezzemolo tritato.

76 – 498741818145

Ingredienti: 2 scatole di pesce sott'olio, 1/1 ½ kg di cavolo bianco, 6 patate, 1 cipolla, 1/2 carote, 1 barbabietola, qualche foglia d'alloro, 2/3 cucchiai di olio vegetale, sale, pepe, 100 g di crème fraîche o di maionese, prezzemolo,

Preparazione. In una pentola capiente fate dorare la cipolla tritata nell'olio, aggiungendo poi le carote affettate.
Aggiungete l'acqua fredda e portate ad ebollizione, salate, aggiungete le patate a pezzi e il cavolo affettato. Cuocete la barbabietola pulita ed affettata finemente in un po' d'acqua e olio in un'altra pentola coperta, aggiungete il pesce sotto'olio e portate a ebollizione. Amalgamate il tutto aggiungendo l'alloro, il prezzemolo, il sale e il pepe, ritirate dal fuoco e servite la zuppa calda o fredda accompagnata dalla crème fraîche o maionese.

77 – 2987412019

Ingredienti: 500 g di pollo, 2 cipolle, 3 carote, 1 barbabietola, ½/1 kg di cavolo bianco, 2 cucchiai di burro, ½ limone, 100 g di crème fraîche, aneto, 1 foglia d'alloro, sale, pepe, 3/4 patate.

Preparazione. Lavate il pollo e bollite in abbondante acqua salata. Scolatelo e affettatelo. Soffriggete le cipolle nel burro, aggiungete le carote tritate, Il cavolo bianco e le patate affettate, versate un po' d'acqua di cottura e lasciate cuocere a fuoco dolce. Pulite la barbabietola, cuocetela al forno o nell'acqua e poi pelatela e grattugiatela. Amalgamate tutto aggiungendo il succo di limone, sale, pepe, foglia d'alloro. Servite con la crème fraîche e l'aneto.

78 – 01931189

Ingredienti: 9 patate, 1 carota, 1/2 cipolle, 300 g di foglie di barbabietola, 200 g di pisellini, 2 cucchiai di olio vegetale, 100 g di crème fraîche, 2/3 uova, sale, pepe e aneto.

Preparazione. Soffriggete le cipolle e la carota tritate nell'olio. Aggiungete dell'acqua a portate a ebollizione. Versate le foglie di barbabietola e le patate tagliate a cubetti e continuate la cottura. Poco prima di fine cottura aggiungete le uova sbattute con un po' di sale e pepe. Servite la zuppa accompagnata dalla crème fraîche, il prezzemolo tritato e l'aneto.

79 – 014214912

Ingredienti: 75 g di funghi secchi, 100 g di prugne cotte, 3/4 barbabietole cotte, 4/5 patate, 1/2 carote, 2 cipolle, 4 cucchiai di concentrato di pomodoro, 2 cucchiai di olio vegetale, 1 cucchiaio di zucchero, 1 cucchiaio di aceto bianco, sale, pepe, foglia d'alloro, aneto o prezzemolo. 100 g di crème fraîche.

Preparazione. Fate rinvenire i funghi per 1 ora in acqua, risciacquate, strizzate e cuoceteli in poca acqua. Scolateli e affettateli. Soffriggete le cipolle e le carote tritate e aggiungete il concentrato di pomodoro. In una pentola bollite in poca acqua le patate tagliate a cubetti. Dopo di che aggiungete il soffritto, le barbabietole affettate, la foglia d'alloro, l'aceto, lo zucchero, il sale e il pepe. Prima di spegnere il fuoco aggiungere i funghi. Impiattate e su ogni piatto aggiungere qualche prugna. Servite accompagnata dalla crème fraîche, prezzemolo tritato o aneto.

80 – 4986418

Ingredienti: 500 g di barbabietole, radici di prezzemolo e sedano, 250 g di crème fraîche, 2 cucchiai di latte, 1/2 cucchiai di farina, 4/5 patate, 2/3 spicchi d'aglio, 4/5 uova sode, 1/2 bicchieri di kvass di barbabietola, sale e pepe, zucchero.

Preparazione. Lavate le verdure, affettatele, ricoprite di acqua calda, salate e cuocete fino a quando non diventano tenere. Grigliate la farina, poi mischiatela con il latte e incorporatela alla zuppa. Portare a ebollizione, aggiungere il kvass, lo zucchero, l'aglio schiacciato nel sale. Servite con la crème, le patate e le uova sode.

81 – 319314819

Ingredienti: 3 barbabietole cotte al forno, 6 patate, 2 cipolle, 2/3 carote, 2 mele, 4 cucchiai di burro, 2/3 cucchiai di farina, 3/4 cucchiai di concentrato di pomodoro, 200 g di crème fraîche, prezzemolo, zucchero, sale.

Preparazione. Affettate le patate e mettetele in una casseruola con acqua bollente insieme al sale, allo zucchero, le cipolle e le carote tritate. Quando le patate saranno cotte incorporate nella zuppa le barbabietole, le mele grattugiate e la farina saltata nel burro. Portate ad ebollizione e aggiungete il concentrato di pomodoro. Impiattare e prima di servire aggiungete ad ogni piatto un cucchiaio di crème e il prezzemolo tritato.

82 – 38941481

Ingredienti: 700 g di pollo, 400 g di cavolo bianco, 80/90 g di lardo, 2/3 barbabietole, 3 cucchiai di concentrato di pomodoro, 6/8 patate 200 g/300 g di farina, 2 uova, 1/2 cipolle, 2 carote, pepe, sale, 1 foglia d'alloro, 1 cucchiaio di zucchero, 100 g di crème fraîche.

Preparazione. Pulite il pollo e cuocetelo nell'acqua fredda a fuoco dolce fino a cottura ultimata. Affettate grossolanamente il cavolo e unitelo al pollo, portate a ebollizione. Fate saltare le cipolle, le carote e le barbabietole tritate con la farina nel lardo caldo. Aggiungete il concentrato di pomodoro e lo zucchero. Incorporate nella zuppa bollente, aggiungendo le patate cotte e tagliate a cubetti, il sale, il pepe e la foglia d'alloro.
Sbattete le uova con il sale, il pepe, un po' di farina e un pò di brodo, dopo di che incorporare alla zuppa. Servite con la crème.

83 – 5489163191

Ingredienti: 1 kg di fressure (frattaglie di maiale), 1 cavolo bianco, 3 barbabietole, 4 patate, 200 g di grasso alimentare, 2 cipolle, 2 carote, 700 g di kvas, 2/3 cucchiai di concentrato di pomodoro, 100 g di crème fraîche, prezzemolo o aneto, sale, pepe, 1 foglia d'alloro.

Preparazione. Cuocere la fressure in una capiente pentola d'acqua insieme alle verdure. Filtrare il brodo e tagliate a pezzetti la fressure. Affettate le barbabietole, aggiungete il concentrato di

pomodoro, le kvas, il sale e coprite. Fatele cuocere. Saltate un po' le cipolle e le carote nel grasso.
Mettete il cavolo e le patate affettate nella zuppa e portate a ebollizione, aggiungete le barbabietole e le verdure saltate, il sale e il pepe, la foglia d'alloro e lasciate bollire fino a fine cottura. Impiattate e servite con la crème e il prezzemolo o l'aneto tritato.

84 – 319484312

Ingredienti: 5 barbabietole, 3 cucchiai di grasso alimentare, 2/3 cucchiai di farina, 2 litri di brodo di carne, 1/2 limoni, prezzemolo.

Preparazione. Pulite le barbabietole, affettatele e grigliatele nel grasso dopo di che aggiungete la farina. Versateci sopra il brodo e lasciate cuocere fino a quando non saranno cotte. Filtrate il brodo, schiacciate le barbabietole e aggiungete il succo di limone. Prima di servire decorate con il prezzemolo.

85 – 498710641

Ingredienti: 1 scatola di pesce al pomodoro, 1/1 ½ di cavolo bianco, 3/4 patate, 1 cipolla, 1/2 carote, 1/2 cucchiai di olio vegetale, 1 foglia d'alloro, zucchero, sale, pepe, prezzemolo

Preparazione. In una pentola capiente portate a bollire dell'acqua salata. Aggiungete le patate pelate e tagliate a cubetti. Affettate il cavolo e versatelo nella pentola. Fate saltare la cipolla e le carote tritate nell'olio e in un po' d'acqua fino a quando non saranno tenere. Aggiungete alla zuppa, portate a ebollizione e incorporate il pesce, la foglia d'alloro, il sale, il pepe e il prezzemolo tritato. Coprite, ritirate la pentola dal fuoco e servite caldo o freddo.

86 – 49864101981

Ingredienti: 120 g di champignons secchi, 250 g di crauti, 1 cipolla, 2 cucchiai di olio vegetale, prezzemolo, 2/3 patate, pepe, sale, 2 cucchiai di concentrato di pomodoro.

Preparazione. Tuffate i champignons nell'acqua calda per qualche minuto. Risciacquate i crauti in acqua tiepida, metteteli in una casseruola e ricopriteli di acqua bollente, aggiungete il concentrato di pomodoro, coprite e lasciate cuocere a fuoco dolce. Soffriggete la cipolla tritata in olio e poi incorporate i champignons anch'essi tritati. Versate tutto nella casseruola, aggiungete le patate tagliate a cubetti e lasciate cuocere a fuoco dolce fino a cottura ultimata. Prima di ritirare dal fuoco salate, pepate e aggiungete il prezzemolo tritato grossolanamente.

87 -49867121901

Ingredienti: 450 g di filetti di pesce, 250 g di acetosa, 250 **g** di spinaci, 1 carota, 1 cipolla, 2 cucchiai di farina, 2 cucchiai di olio vegetale, 2 uova sode, sale, grani di pepe, 1 foglia d'alloro, 1 cipolla verde.

Preparazione. Lavate bene le foglie di acetosa e spinaci, fatele cuocere e riducetele in purea. Saltate la carota e la cipolla tritate nell'olio. Qualche minuto prima di fine cottura versate la farina. Aggiungete abbastanza acqua da fare una zuppa. Incorporate la purea di verdura, la foglia d'alloro, i grani di pepe e il sale. Portate ad ebollizione e cuocete per qualche minuto. Pulite e tagliate il pesce a pezzi, salate, pepate, infarinate e cuoceteli nell'olio bollente. Impiattate e su ogni porzione mettete un pezzo di pesce, un mezzo uovo sodo e la cipolla verde affettata.

88 – 2193198194

Ingredienti: 900 g di storione, 6 patate, 800 g di cavolo bianco, 1 rapa novella, 2 carote, 1/2 cipolle, 3/4 cucchiai di concentrato di pomodoro, 3 cucchiai di grasso alimentare, sale, pepe, 1 foglia d'alloro, prezzemolo, crème fraîche.

Preparazione. Scottate il pesce, pulite e lavatelo bene, dopo di che immergetelo in acqua bollente e lasciatelo cuocere fino a fine cottura. Mettete le teste, le pinne e le code in una pentola a parte, ricopritele di acqua fredda e preparate un brodo. Affettate il cavolo bianco e le patate e versateli nel brodo di pesce, dopo averlo filtrato, aggiungete la foglia d'alloro, il pepe e il sale. Affettate la cipolla, la rapa e le carote e saltateli nel grasso alimentare insieme al concentrato di pomodoro. Incorporateli alla zuppa. In ogni piatto mettete un pezzo di pesce, versateci sopra la zuppa con il prezzemolo tritato, e servite accompagnato dalla crème.

89 – 91481131948

Ingredienti: 2 barattoli di champignons sotto sale, 150 g di champignons secchi, 1 barattolo di crauti, 1 carota, 2 cucchiai di olio vegetale, 100 g di crème fraiche, 1 cucchiaio di *bryndza*, prezzemolo, radice di prezzemolo, sale e pepe.

Preparazione. Fate rinvenire i funghi secchi nell'acqua tiepida, dopo di che tritateli e lasciateli cuocere a fuoco dolce. Aggiungete i champignons salati, i crauti, la carota affettata e lasciate cuocere fino a fine cottura. Incorporate l'olio vegetale, la radice di prezzemolo tritata, il sale e il pepe. Servite con la crème, la *bryndza* e il prezzemolo come decorazione.

90 – 319481919400

Ingredienti: 650 g di sterlets (pesce) fresche, 120 g di sottaceti, 2/3 pomodori, 2 cipolle, 2 cucchiai di olio vegetale, sale, pepe, 1 foglia d'alloro, prezzemolo, 2 cucchiai di concentrato di pomodoro, olive nere.

Preparazione. Pulite e lavate il pesce. Preparate il brodo con le teste e le code. Saltate le cipolle tritate, aggiungete il concentrato di pomodoro e i filetti di pesce tagliati a pezzi. Aggiungete il brodo, i sottaceti affettati, i pomodori a pezzi, la foglia d'alloro, il, il pepe e lasciate cuocere. Servite e decorate con le olive e il prezzemolo.

91 – 519481319061

Ingredienti: 600 g di filetti di pesce di mare, 3 cipolle, 1/2 carote, 2 cucchiai di concentrato di pomodoro, 100 g di crème fraîche, ½ limone, 150 g/200 g di sottaceti, 50/100 g d'alghe, olio vegetale, sale, pepe, 1 foglia d'alloro, prezzemolo tritato.

Preparazione. Lavate i filetti di pesce e preparate il brodo. Asciugate il pesce, grigliatelo con un po' d'olio. Saltate le cipolle e le carote grossolanamente tagliate nell'olio con il concentrato di pomodoro. Ricoprite i filetti grigliati con il brodo e aggiungete le verdure saltate, i sottaceti e le alghe. Lasciate cuocere qualche minuto poi aggiungete la foglia d'alloro, il sale e il pepe. Servite con la crème, il limone pelato e il prezzemolo.

92 – 498641219401

Ingredienti: 900 g di pesce originario dall'Estremo Oriente, 3 cipolle, 50 g di sottaceti, 2 cucchiai di concentrato di pomodoro, 2 cucchiai di burro, 1 foglia d'alloro, grani di pepe, ½ limone, sale, olive, prezzemolo tritato.

Preparazione. Pulite, lavate e tagliate il pesce in pezzi grandi, ricopriteli d'acqua fredda, portate ad ebollizione, scremate, salate e cuocete a fuoco dolce. Togliere il pesce dal brodo. Affettate le cipolle, doratele qualche minuto nel burro e aggiungete il concentrato di pomodoro. Scolate i sottaceti e tritateli grossolanamente. Mettete le verdure e le spezie nel brodo bollente, aggiungete il pesce e portate ad ebollizione. Ritirate la pentola dal fuoco. Impiattate mettendo, insieme alla zuppa, un pezzo di pesce, qualche rondella di limone pelato, le olive e il prezzemolo tritato.

93 – 498641819

Ingredienti: 350 g di storione, 2 carote, 1 cipolla, 120 g di sottaceti, 120 g di pomodori, 1 cucchiaio di concentrato di pomodoro, 2 cucchiai di olio vegetale, ½ limone, prezzemolo, olive, radici di prezzemolo.

Preparazione. Preparate il brodo di storione. Tritate le carote e fatela saltare insieme alla cipolla affettata e le radici di prezzemolo nell'olio e nel concentrato di pomodoro. Aggiungete il tutto al brodo e portate ad ebollizione. Incorporate sottaceti affettati, le olive, il pesce tagliato a pezzi e lasciate bollire fino a fine cottura. Inserire i pomodori affettati. Servire la zuppa con qualche rondella di limone e il prezzemolo tritato.

94 – 4986418

Ingredienti: 900 g di champignons di Parigi, 7 sottaceti, 2/3 cipolle, 100 g di olive nere, 3 cucchiai di concentrato di pomodoro, 150 g di crème fraîche, limone, prezzemolo, aneto, sale, pepe.

Preparazione. Lavate i champignons in acqua fredda, ricopriteli d'acqua e lasciateli cuocere. Filtrate il brodo di funghi. Fate saltare la cipolla tritata nell'olio e aggiungete il concentrato di pomodoro. Incorporate i funghi cotti, le cipolle saltate, le olive e i sottaceti affettati nel brodo, salate, pepate e cuocete ancora per qualche minuto. Servite la zuppa accompagnata dalla crème e decorata con fette di limone.

95 – 3648189181

Ingredienti: 450 g di pollame, 2 litri d'acqua, 1 cipolla, 1 carota, pomodori, 1 cucchiaio di burro, sedano rapa, pasta, 1 foglia d'alloro, sale, pepe, spezie.

Preparazione. Fate un brodo trasparente di pollo, con la cipolla e la foglia d'alloro, sale, pepe. Tagliate il pollo a pezzi piccoli e dividetelo nei piatti.
Cuocere la pasta a parte. Affettate il sedano rapa, le carote e i pomodori e saltateli leggermente nel burro
Disponete le verdure e la pasta nei piatti con il pollo. Versate il brodo caldo. Spolverate di spezie.

96 – 49864131840

Ingredienti: 450 g di pollame, 250 g di carote, 1 limone, 120 g di patate, 3 spicchi d'aglio, 2 cipolle, 1 cucchiaio di burro, spezie, sale.

Preparazione: Fate un brodo di pollo e filtratelo. Cuocete le patate con la buccia, pelatele, e schiacciatele con l'aglio. Incorporatele nel brodo, aggiungendo le cipolle e le carote tritate e saltate nel burro, spezie e sale.

97 – 498641719401

Ingredienti (per quattro persone): 450 g di pollame, 3 cipolle, 1 carota, 2 litri d'acqua, aneto, 4 tuorli, sale.

Preparazione. Fate un brodo di pollo, schiumatelo dal grasso e filtrate. Tritate le cipolle, carote e aneto e saltatele. Disponete le verdure nei piatti, aggiungete un tuorlo crudo e ricoprite di brodo raffreddato a 80°C.

98 – 519616319401

Ingredienti: 350 g di pollame, 1 cipolla, 4 patate, 1 carota, prezzemolo, crème fraîche, sale, 20 g di rafano.

Preparazione. Tagliate il pollo in 4 e ricopritelo d'acqua fredda. Portate ad ebollizione, schiumando ogni tanto, cuocetelo per 1 ora circa a fuoco dolce. Aggiungete le verdure tritate, il rafano grattugiato, salate e lasciate cuocere fino a fine cottura. Servite con il prezzemolo tritato e la crème.

99 – 498641019

Ingredienti: 550 g di tacchino, 2 ½ litri d'acqua, 3 carote, 2 cipolle, 1 cucchiaio di burro, 3 uova, ½ bicchiere di latte, spezie, sale.

Preparazione. Fate un brodo trasparente di tacchino, aggiungete le carote e le cipolle tritate. Salate e aggiungete le spezie. Preparate un omelette e tagliatelo a grandi quadri. Disponete un quadro in ogni piatto e versateci sopra il brodo. Servite con biscotti salati.

100 – 214982891

Ingredienti: 550 g di pollame, 2 ½ litri d'acqua, 75 g di riso, ½ limone, 1 foglia d'alloro, sale, aneto, porro, 1 cucchiaio di burro.

Preparazione. Fate un brodo trasparente di pollo. Filtrate. Tagliate il pollo a pezzi. Salate e irrorate di succo di limone. Fate dorare nel burro. Incorporate i pezzi di pollo nel brodo bollente, aggiungete la foglia d'alloro, il sale, il riso cotto a parte, l'aneto, il porro. Servite con della crème fraîche o maionese.

101 – 498641719819

Ingredienti: 480 g di pollame, 2 ½ lt d'acqua, 80 g di champignons freschi, 1 carota, 1 cipolla, 1 foglia d'alloro, prezzemolo, sale, 3 cucchiai di burro, 100 g di patate.

Preparazione. Fate un brodo di pollo e filtrate. Pelate e tagliate le patate e inserite nel brodo. Saltate la cipolla e la carota tritate nel burro e aggiungete al brodo. Inserite la foglia d'alloro e salate. Cuocete i champignons separatamente.
Tagliate il pollo a pezzi piccoli e disponeteli nei piatti insieme ai champignons, prezzemolo tritato, ricoprire di brodo bollente.

102 – 49864101914

Ingredienti: 650 di pollame, 250 g di fegatini di pollo, 1 carota, 1 cipolla, 1 giallo di uovo sodo, erbe aromatiche, sale, 2 cucchiai di burro, 2 lt d'acqua, 2 cucchiai di crème fraîche, pepe.

Preparazione. Mettere l'acqua in una casseruola con il pollo tagliato a pezzi. Portare ad ebollizione e incorporare i fegatini di pollo lavati. Cuocere a fuoco dolce, legate le erbe con uno spago da cucina e inserite nel brodo a fine cottura. Togliete qualche minuto più tardi. Saltate la carota e la cipolla tritate nel burro e incorporatele nel brodo, salate. Quando i fegatini di pollo saranno cotti toglieteli dalla casseruola e passateli nel mixer. Aggiungete un po' di brodo e di burro, sale, pepe e il rosso d'uovo grattugiato. Mischiate bene il tutto. Affettate una baguette di pane e spalmate il patè su ogni fetta, Servite la zuppa con le tartine.

103 – 4986417184

Ingredienti: 350 g di pollame, 21/2 lt d'acqua, 2 cipolle, 2 patate, 1 carota, 5 grani di pepe, 1 foglia d'alloro, aneto, sale, 1 cucchiaio di burro.

Per le polpette: 4 cucchiai di farina, 1 cucchiaio di burro, 1 uovo, 1 cucchiaio di latte, sale.

Preparazione. Fate un brodo trasparente di pollo.

Preparate le polpette. Mischiate la farina, il latte, il burro, l'uovo, un po' di sale e preparate un patè untuoso. Prendere il patè con un cucchiaio e immergere nel brodo bollente. Aggiungere le patate pelate e tagliate e ricoprire la pentola per 4/5 minuti. Dopo di che incorporare le carote e le cipolle saltate nel burro, la foglia d'alloro, i grani di pepe, l'aneto e il sale. Servite a scelta con della crème fraîche.

104 – 47864181814

Ingredienti: 400 g di fressure (frattaglie di pollo o oca), 50 g di vermicelli, 2 cipolle, 2 carote, 2/3 patate, 2 cucchiai di burro, 100 g di rape novelle, 2 spicchi d'aglio, 2 chiodi di garofano, prezzemolo e sale.

Preparazione. Fate un brodo di fressure e filtratelo. Aggiungete le patate affettate, i vermicelli, le carote, le cipolle e le rape tritate e saltate nel burro con i chiodi di garofano. Salate, aggiungete il prezzemolo tritato e l'aglio schiacciato.

105 – 4184110618

Ingredienti: 350 g di pollame, 3 cipolle, 2 cucchiai di burro, i cucchiaio di farina, 100 g di formaggio grattugiato, 1 foglia d'alloro, sale, spezie.

Preparazione. Ricoprite il pollo d'acqua fredda, portate a ebollizione e lasciate cuocere fino a fine cottura. Fate fondere il burro in una padella e dorate le cipolle tritate. Aggiungete la farina, mischiate con le cipolle e lasciatela grigliare per un po'. Incorporare al brodo. A fine cottura aggiungete la foglia d'alloro, salate e servite con il formaggio grattugiato e le spezie.

106 – 4896410194

Ingredienti: 450 g di pollame, 2 ½ lt d'acqua, 3 cipolle, 50 g di patate, 60 g di piselli, aneto, 1 cucchiaio di burro, pepe e sale.

Preparazione. Tagliate il pollo a pezzi, ricoprite d'acqua fredda e portate ad ebollizione lasciando cuocere a fuoco dolce fino a fine cottura. Aggiungete i piselli, le patate tritate. Fate saltare le cipolle nel burro e inserite nel brodo insieme al sale e il pepe, Servite con l'aneto.

107 – 498641017

Ingredienti: 250 g di tacchino o pollo, 150 g di patate, 120 g di cipolle, 50 g di champignons secchi, 1 folgia d'alloro, 1 uovo sodo, 1 cucchiaio di burro, spezie, sale.

Preparazione. Tuffate i champignons nell'acqua fredda. Affettate le patate e le cipolle. In una casseruola mettere il tacchino, i funghi e la foglia d'alloro, ricoprire d'acqua fredda e cuocere per 50 minuti. Aggiungete le patate e le cipolle saltate nel burro. Lasciate cuocere ancora 10 minuti Salate. Servite con le spezie e l'uovo grattugiato.

108 – 49641012

Ingredienti: 650 g di pollo, 3 patate, 1 cipolla, 2 lt d'acqua, 2 pomodori, 1 radice di prezzemolo, 1 cucchiaio di burro chiarificato, 100 g di formaggio grattugiato, spezie, 1 pizzico di zafferano, pepe, sale.

Preparazione. Fate un brodo trasparente e filtratelo. Aggiungete le patate tagliate finemente. Fate saltare la cipolla, la radice di prezzemolo, i pomodori e lo zafferano nel burro. Inserite nel brodo. Salate, pepate. Servite con le spezie e il formaggio grattugiato.

109 – 5987143190

Ingredienti: 550 g di pollo, 1,5/2 lt di acqua, 3 cipolle, 2 carote, 300 g di champignons di Parigi. 2 cucchiai di burro, aneto, prezzemolo, sale, crème.

Preparazione. Fate un brodo trasparente di pollo. Tritte carote e cipolle e fatele saltare nel burro. Aggiungetele al brodo. Incorporate i champignons e lasciate cuocere la zuppa per 15 minuti. Salate, pepate e servite con la crème.

110 – 47964121931

Ingredienti: 350 g di pollo, 2 lt d'acqua, 1 cipolla, 1 carota, 300 g di champignons di Parigi, 2 cucchiai di burro, prezzemolo, aneto, sale, limone.

Preparazione: Fate il brodo e filtrate. Tagliate il pollo a piccoli pezzi. Affettate la cipolla e i funghi. Grattugiate la carota. Fate fondere il burro in una padella e aggiungete i funghi e i legumi, lasciate cuocere per un po', poi aggiungete un bicchiere di brodo, coprite e cuocete per 30/40 minuti. Inserite i pezzi di pollo e servite con le spezie e rondelle di limone.

111 – 49864171914

Ingredienti: 450 g di pollo, 4 patate, prezzemolo, 180 g di melanzane, 100 g di zucchine, 110 g di champignons feschi, 3 spicchi d'aglio, 2 ½/3 lt d'acqua, 2 cucchiai di concentrato di pomodoro, 50 g di noci tritate, 100 g di formaggio grattugiato, 1 cucchiaio di farina e di burro, prezzemolo.

Preparazione. Fare un brodo, schiumate togliendo il grasso. Tagliate il pollo a pezzi. Aggiungete i funghi, le zucchine, le patate, le melanzane affettate e lasciate bollire fino a fine cottura. Grigliate la farina nel burro, aggiungete il concentrato di pomodoro e cuocete per 2/3 minuti. Incorporate questa salsa nella zuppa. Servire con l'aglio schiacciato, le noci e il formaggio. Spolverate di prezzemolo.

Piatti sostanziosi

112 – 41931481910

Ingredienti: 1 pollo, 2 bicchieri di miglio, 250 g di zucca, 100 g di margarina, 1 cipolla, 1 carota, sale.

Preparazione. Pulite, disossate e tagliate a pezzi il pollo. Rosolate nella margarina insieme alla cipolla e alla carota tritate. Tagliate a pezzetti la zucca e unitela al miglio risciacquato. In una pirofila da forno sistemate il pollo, il mix di zucca e miglio, salate, ricoprite d'acqua bollente e cuocete nel forno fino a cottura ultimata.

113 – 4914883194

Ingredienti: 1 pollo, 1 ½ kg di champignons secchi, 200 g di burro chiarificato, 2 cipolle, 120 g di nocciole tritate, sale, spezie.

Preparazione. Pulite, disossate e tagliate a pezzi il pollo. Salate e fate rosolare nel burro chiarificato. In una pirofila da forno sistemate il pollo. Fate rinvenire i funghi nell'acqua fredda per 2 ore. Affettateli e saltateli nel burro insieme alle cipolle tritate. Spolverate il pollo di nocciole tritate, aggiungete i funghi, ricoprite d'acqua bollente e cuocete nel forno. Aggiungete le spezie 10 minuti prima di fine cottura.

114 – 489641017

Ingredienti: 1 pollo, 800 ml di latte, 1 uovo, 800 g di mais, 2 cipolle, sale.

Preparazione. Tagliate a pezzi il pollo e mettetelo in una pirofila. Aggiungete il mais, le cipolle tritate e ricoprite di latte tiepido. Cuocete nel forno per 2 ore. Aggiungete l'uovo sbattuto 10 minuti prima di fine cottura.

115 – 41931481901

Ingredienti: 1 pollo, 2/3 uova, ½ barattolo di maionese, 1 spicchio d'aglio, sale.

Preparazione. Fate cuocere il pollo nell'acqua fino a mezza cottura poi tagliatelo a pezzi. Schiacciate l'aglio e mischiatelo con la maionese. Sistemate il pollo in una pirofila e stendete la maionese all'aglio su ogni pezzo. Aggiungete le uova facendo attenzione che i gialli mantengano la loro forma. Salate e finite la cottura nel forno.

116 – 21431751948

Ingredienti: 800 g di ventrigli di pollo, 1 vasetto di maionese, 3 cipolle, pepe nero.

Preparazione. Dopo averli lavati passate i ventrigli di pollo nel mixer insieme alle cipolle, salate, pepate, e mischiate con la maionese. Sistemate il mix in una pirofila e cuocete nel forno preriscaldato fino a cottura ultimata.

117 – 51951431918

Ingredienti: 1 pollo, 1 vasetto di maionese, 3 spicchi d'aglio, sale, pepe.

Preparazione. Lavate, tagliate il pollo a pezzi, sistematelo in una pirofila e salate e pepate. Schiacciate l'aglio e unitelo alla maionese. Stendetela su ogni pezzo e cuocete al forno.

118 – 48916419

Ingredienti: 1 tacchino intero, 800 g di cipolle, 2 spicchi d'aglio, 220 g di farina, 200 g di olio d'oliva, 2 cucchiai di aceto bianco, foglie d'alloro, sale, pepe nero.

Preparazione. Lavare il tacchino e passatelo nell'acqua bollente. Sistematelo in una pirofila unta d'olio. Bucate la pelle da 6/8 volte e introducete nei buchi metà delle foglie d'alloro, il sale e il pepe. Affettate le cipolle e marinatele nell'aceto poi inserite nel tacchino. Versate l'olio d'oliva sul tacchino e aggiungete la farina, il sale e il pepe. Introducete il tacchino nel forno preriscaldato e lasciate cuocere. Ogni 20 minuti irrorate il tacchino con il sugo di cottura. 10 minuti prima di servire spolverate d'aglio tritato e spezie.

119 – 51931189

Ingredienti: 1 tacchino intero, 800 g di carote, 1 kg di cipolle, 300 g di formaggio grattugiato, 100 g di farina, 1 vasetto di maionese, sale, pepe nero, burro, succo di limone, spezie.

Preparazione. Pelate e tritate la carote e le cipolle, poi passatele nel burro. Lasciate raffreddare poi aggiungete il formaggio grattugiato, il sale e il pepe.

Cuocete il tacchino fino a mezza cottura e poi asciugatelo. Farcite il tacchino con ¾ del mix di cipolle e carote, al resto aggiungerete la farina. Coprite il tacchino con questa impanatura e infornatelo. Cuocete a fuoco dolce. Si formerà una bella crosta dorata. Prima di servire irrorate il tacchino con il succo di limone e spolverate di spezie.

120 – 49864178

Ingredienti: 1 tacchino intero, 250 g di vino bianco, 1 vasetto di maionese, sale, pepe nero.

Preparazione. Lavate il tacchino, asciugatelo e strofinatelo all'esterno e all'interno con il sale e il pepe nero, poi stendete un filo di maionese. Con l'aiuto di una siringa da cucina introducete del vino bianco nella carne del tacchino, 2 ml ogni volta. Fate riposare il tacchino a temperatura ambiente per 1 ora. Aggiungete un altro stato di maionese.

Mettete il tacchino nel forno caldo e lasciate cuocere, irrorando spesso con il sugo di cottura. Prima di servire decorate con fette di limone.

121 – 3194198

Ingredienti: 1 tacchino intero, 4 cipolle, 100 g di farina, 100 g di burro, 200 g di salsa di soia, 1 spicchio d'aglio, foglie d'alloro, prezzemolo, aneto, pepe nero, sale.

Preparazione. Tagliate metà cipolle a rondelle e l'altra metà a cubetti. Fate dorare le cipolle a cubetti nel burro e lasciate raffreddare. Mischiatele con l'aglio schiacciato, la farina, il pepe, la salsa di soia fino ad ottenere una preparazione spessa. Stendetene 3/4 sul tacchino e all'interno. Il resto mischiatelo con le cipolle tagliate a rondelle e farcite il tacchino.

Cuocetelo nel forno caldo. Servite il tacchino su un letto di foglie d'alloro e spolverato di spezie.

122 – 4786419

Ingredienti: 1 tacchino intero, 5/6 uova, 1 spicchio d'aglio, sale, pepe, 100 g di crème fraîche, grani d'aneto.

Preparazione. Cuocete il tacchino nell'acqua salata con spezie. Preparate le uova a la coque (il tuorlo deve essere abbastanza solido da tagliare ma non duro come quello sodo) e tagliate il giallo in due. Mischiate l'aglio schiacciato con i tuorli, aggiungete un pò di brodo se necessario e il pepe. Fate delle palline e riempiti i bianchi così da riformare le uova. Sistemate il tacchino in una pirofila, riempitelo di uova farcite e ricucite l'apertura in modo da non perdere il contenuto. Infornate e cuocete irrorando spesso con il fondo di cottura. Prima di servire, aprite il tacchino, estraete le uova, ridividetele in due e disponetele intorno al tacchino sul piatto da portata. Servite accompagnato dal brodo con la crème fraîche, il sale, il pepe e i grani d'aneto.

123 – 514312208491

Ingredienti: 1 kg di pollo, 150 g di riso, 50 g di burro, 4 carote, spicchi d'aglio sale.

Preparazione. Lavate il pollo, asciugatelo e strofinatelo di sale e aglio. Cuocete in forno già caldo. A metà cottura tagliatelo a pezzi, unite le carote affettate, il riso, il burro, ricoprite d'acqua bollente o brodo e finite la cottura quando il riso sarà cotto.
Disponete a piramide e decorando con qualche spicchio d'aglio e pezzi di pollo.

124 – 498641 214

Ingredienti: 450 g di petti di pollo, 2 cucchiai di salsa di soia, 2 porri, 50 g di uvetta secca, 3 cucchiai di olio vegetale, 250 g di riso cotto, 500 ml di brodo di pollo, 1 barattolo di zucca in scatola (200 g), pepe nero macinato, coriandolo matinato, succo di limone, sale.

Preparazione. Lavate i petti di pollo e asciugateli bene.
Tagliateli a listelli e marinateli nella salsa di soia.
Affettate i porri. Rinvenite l'uvetta secca. Scaldate l'olio in una padella e cuocete il pollo con i porri. Aggiungete il riso cotto allungato con brodo caldo. Cuocete ancora 5 minuti, inserendo l'uvetta e la zucca. Aggiustate di sale, pepe e coriandolo. Se desiderate potete aggiungere qualche goccia di salsa di soia.

125 – 49864171901

Ingredienti: 800 g di pesce capelan, 2 zucchine, 120 g di farina, 2 vasetti di maionese, 150 g di olio vegetale, 2 cipolle, 2 carote, sale, pepe nero.

Preparazione. Lavate il pesce, pulite, salate, pepate, infarinatelo e friggetelo nell'olio. Affettate le zucchine, spolveratele di sale e farina e cuocetele. Aggiungete le cipolle e le carote tritate. In una pirofila sistemate il pesce su tutte le verdure e spennellatelo di maionese. Passatelo in forno già caldo per 5 minuti.

126 – 71421631841

Ingredienti: 1 kg di pesce d'acqua dolce, 6 patate, 2 cipolle, 1 carota, 1 foglia d'alloro, aneto e sale.

Preparazione. Lavate e diliscate il pesce. Sistematelo in una pirofila e ricopritelo di patate affettate o a cubetti. Ricoprite di acqua e mettete nel forno. Quando comincia a bollire aggiungete le cipolle, le carote tritate, sale, le foglie d'alloro e l'aneto. Cuocete fino a fine cottura.

127 – 498601848

Ingredienti: 800 g di pesce sandre, 2 ½ bicchier di riso, 1 vasetto di maionese, 2 cipolle, 4 cucchiai di burro chiarificato, pepe nero, sale.

Preparazione. Lavate, pulite il pesce e immergetelo nella maionese per 1 ora dopo averlo salato e pepato. Affettate le cipolle e saltatele nel burro. Sistemate il pesce in una pirofila con il riso ben lavato e unite le cipolle. Salate, ricoprite d'acqua bollente e informate fino a fine cottura.

128 – 49164018

Ingredienti: 2 kg di pesce lotte, 550 g di champignons secchi, 3 cipolle, 1 carota, 1 foglia d'alloro, aneto, sale.

Preparazione. Lavate, pulite il pesce e tagliatelo a pezzi. Lavate i funghi e tuffateli nell'acqua fredda per 1 ora. Sistemate il pesce e i funghi in una pirofila, salate, unite le cipolle e la carota affettate, la foglia d'alloro. Ricoprite d'acqua e infornate. Cinque minuti prima di fine cottura spolverate di aneto.

129 – 498641016

Ingredienti: 1 kg di pesce carassin, 800 g crème fraîche, 6 cipolle, 2 carote, 100 g d'alghe, 100 g di burro chiarificato, 200 g di farina, sale.

Preparazione. Pulite il pesce e tagliatelo a pezzi, salate. Infarinate ogni pezzo e friggetelo nel burro. Portate a ebollizione la crème fraîche e aggiungete le cipolle le carote affettate. Diluite la farina con un po' 'acqua fredda e versatela nella crème. Riscaldatela. Sistemate il pesce in una pirofila, ricopritelo di crème e cuocete al forno. Cinque minuti prima di fine cottura spolverate di alghe.

130 – 49864181

Ingredienti: 2 ½ di luccio, 6 patate, 4 cipolle, 1 carota, 1 uovo, spezie, sale.

Preparazione. Pulite il pesce e diliscate. Preparate un brodo di scarti di pesce. Passate i filetti 2 volte nel mixer. Aggiungete 1 cipolla e ripassate nel mixer. Aggiungete l'uovo, il sale e fate delle palline. Tagliate le patate a cubetti e tritate carote e cipolle. Stendete a strati le verdure in una pirofila e sopra disponete le palline di pesce fino a quando non avrete esaurito gli ingredienti. Ricoprite di brodo caldo e infornate.

131 – 589641071

Ingredienti: 1 kg di pesce sterlet, 800 g di cipolle, 2 ½ bicchieri di latte, 2 bicchieri di aceto bianco, 1 vasetto di maionese, sale.

Preparazione. Tagliate a pezzi il pesce e immergetelo nel latte per 1 ora. Affettate le cipolle e lasciatele marinare nell'aceto. Disponete in una pirofila il pesce con le cipolle e spennellatelo di maionese. Cuocete al forno fino a fine cottura.

132 – 3986417891

Ingredienti: 800 g di uova di luccio o carpa, 4 uova, 4 cipolle, 100 g di olio vegetale, sale.

Preparazione. Recuperate delicatamente la tasca con le uova e togliete la pelle che forma la tasca. Mettete le uova in un recipiente non metallico, salate e mischiate con una forchetta. Tritate le cipolle e aggiungetele alle uova di pesce e unite i gialli d'uovo e l'olio. Montate a parte gli albumi e introduceteli delicatamente nel mix. Mettete in una pirofila e cuocete al forno.

133 – 79864101684

Ingredienti: 850 g di pesce, 1,2 kg di cavolo bianco, 3 cucchiai di margarina, 1 carota, 1 cipolla, 2 cucchiai di biscotti sbriciolati, 2 sottaceti, concentrato di pomodoro, 1 cucchiaio di formaggio grattugiato, sale, zucchero, farina, spezie.

Preparazione. Affettate il cavolo bianco e cuocetelo in un po' d'acqua. Tritate grossolanamente carota e cipolla e saltatele nella margarina, aggiungete il concentrato di pomodoro, il sale, lo zucchero, una spolverata di farina e fate cuocere un po'. Mischiate con il cavolo e continuate a fuoco dolce per qualche minuto.
Pulite il pesce e fate un brodo con gli scarti, il sale e le spezie. Tagliate a pezzi il pesce, mettetelo in una padella con i sottaceti affettati, ricoprite d'acqua calda e cuocete a fuoco dolce.
Imburrate una pirofila con la margarina. Disponete sul fondo una parte di mix di cavolo bianco, poi i pezzi di pesce e sottaceti e ricoprite con l'altra parte di cavolo. Spolverate di formaggio grattugiato, biscotti sbriciolati e irrorate d'olio. Passatelo nel forno già caldo. Servite con crème o maionese.

134 – 519487319

Ingredienti: 120 g di riso, 1 barattolo di pesce in scatola, 1 cipolla, 2 carote, coriandolo fresco, sedano, pomodori.

Preparazione. Fate cuocere il riso nell'acqua salata. Affettate la cipolla e le carote e tagliate a rondelle i pomodori. Fate saltare le verdure nell'olio vegetale, aggiungete un po' d'acqua e cuocete 5 minuti a pentola coperta. Disponete il riso su un piatto da portata con i legumi e sopra il pesce. Decorate con il sedano e il coriandolo.

135 – 498641016

Ingredienti: 120 g di riso, 1 barattolo di acciughe alla salsa di pomodoro, prezzemolo, aneto.

Preparazione. Cuocete il riso. Disponetelo in un'insalatiera e versateci sopra le acciughe mischiando il tutto. Decorate con prezzemolo e aneto.
Questa preparazione non vi prenderà molto tempo.

136 – 5195118194

Ingredienti: 200 g di riso, 350 g di pesce gatto, 1 cipolla, 1 carota, 2 cucchiai di olio vegetale, 2 cucchiai di farina, foglie d'alloro.

Preparazione. Risciacquate il riso sotto l'acqua fredda e cuocetelo. Pulite il pesce, lavatelo e tagliatelo a pezzi. Infarinate e friggete nell'olio. A metà cottura aggiungete la carota grattugiata e la cipolla e i pomodori affettati, coprite e lasciate cuocere fino a fine cottura. Disponete il riso su un piatto, versate sopra il pesce, decorate con le foglie d'alloro.

137 – 91841791

Ingredienti: 250 g di riso, 550 g di luccio, 1 cipolla, 2 spicchi d'aglio, 1 uovo, 1 barbabietola, 1 scorza di cipolla, sale, grani di pepe nero, prezzemolo.

Preparazione. Fate cuocere il riso nell'acqua salata. Pulite e diliscate il pesce, passate i filetti nel mixer con l'aglio e la cipolla. Aggiungete l'uovo, salate, pepate e mischiate il tutto. Fate delle palline di pesce. In una padella dorate le polpette nella margarina. Aggiungete la barbabietola affettata, la scorza di cipolla, i grani di pepe. Aggiungete l'acqua, coprite il tegame e cuocete fino a quando la barbabietola non sarà cotta. Servite riso e pesce separatamente. Spolverate il pesce d'aneto tritato.

138 – 418712

Ingredienti: 250 g di riso, 1 piccolo pesce sandre, 80 g di olio vegetale, 2 cipolle, 1 uovo, 2 cucchiai di farina, un po' di latte, sale, spezie, succo di limone.

Preparazione. Fate cuocere il riso, Mischiate la farina, l'uovo e il latte per ottenere una pastella semiliquida. Tagliate il pesce a pezzi e passateli nella pastella. Friggeteli nell'olio irrorandoli con il succo di limone. Servite caldi sul letto di riso e spolverati di spezie.

139 – 48906174

Ingredienti: 550 g di riso, 550 g di pesce lotte, 3 carote, 1 cetriolo, 3 pomodori, 1 foglia d'alloro, olio vegetale, sale, spezie, limone.

Preparazione. Pulite il pesce e tagliatelo a pezzi. Salate, pepate e cuocetelo nell'acqua dove avrete aggiunto il sale e la foglia d'alloro. Affettate le carote, il cetriolo e i pomodori e saltateli nell'olio vegetale. Cuocete il riso e disponetelo su un piatto, Lasciatelo raffreddare. Versate sopra le verdure e infine i pezzi di pesce. Decorate con fette di limone e spezie. Questo piatto è perfetto per un pasto di una festa.

140 – 49864121981

Ingredienti: 250 g di riso, 500 g di carpe, sale, qualche grano di pepe nero, 1 limone, 1 pomodoro, 100 g di burro.

Preparazione. Cuocere il riso a metà cottura. Pulite il pesce e tagliatelo a pezzi. Su una placca da forno stendete un foglio d'alluminio imburrato e disponete distanziati i pezzi di pesce. Su ogni pezzo 2/3 grani di pepe, 1 fetta di limone, 1 fetta di pomodoro e salate.

Riscaldate il forno a 200°C e infornate. A quasi cottura ultimata unite il riso su ogni pezzo e finite la cottura. Prima di servire spolverate di spezie.

141 – 3194819

Ingredienti: 200 g di riso, 1 chou frisé, 8 pezzi di trota (150 g ciascuno), pepe, sale, 2 cipolle, 1 cucchiaio di burro, 3 pomodori, 2 cucchiai di crème spessa, prezzemolo.

Preparazione. Cuocete il riso e fatelo saltare con una cipolla tritata. Prendere 4 grandi foglie di cavolo e fatele scottare da 4/6 minuti. Su ogni foglia disponete 2 pezzi di pesce, salate, pepate, infarinateli e formate dei rotolini che fermerete con uno stuzzicadenti. Affettate la restante cipolla a cubetti e fatela saltare nel burro.

Aggiungete i rotoli di pesce, coprite il tegame e cuocete per circa 10 minuti. Tuffate i pomodori nell'acqua bollente per un attimo dopo di che togliete la pelle, affettateli e mischiate con il riso. Togliete i rotoli dalla padella e sostituite con la crème fraîche, le spezie, e il prezzemolo tritato, mischiate bene. Servite i rotolini con il riso al pomodoro e la salsa.

142 – 319481061

Ingredienti: 250 g di champignons secchi, 1 tazza di riso, 4 cucchiai di olio vegetale, 2 tazze di brodo di funghi, 2 cipolle, 1 carota, concentrato di pomodoro, sale.

Preparazione. Lavate i funghi e teneteli nell'acqua per 3 ore. Dopo cuoceteli nella stessa acqua fino a quando non saranno teneri. Scolateli, tagliateli a listelli e saltateli nell'olio.

Affettate la cipolla, grattugiate la carota e fateli saltare nell'olio, aggiungete il concentrato di pomodoro. Mischiate con i champignons e allungate con il brodo di funghi. Lavate il riso e unitelo al mix di brodo. Coprite e cuocete il tutto.

143 – 48918

Ingredienti: 1½ tazza di riso, 80 g di champignons marinati, 2 tazze di brodo di pollo, 1 cipolla, 50 g di burro, sale, spezie, sedano, prezzemolo.

Preparazione. Tritate la cipolla, il sedano e il prezzemolo. Fate sciogliere il burro in una casseruola a doppio fondo. Aggiungete il riso, il trito di verdure e il brodo. Cuocete fino a metà cottura poi aggiungete i champignons, salate, coprite e finite la cottura. Ritirate la casseruola e lasciate riposare per 10 minuti prima di servire.

144 – 4986418

Ingredienti: 1 tazza di riso, 550 g di champignons freschi, 2 cucchiai di olio vegetale o burro, 2 carote, 1 cipolla, basilico, prezzemolo tritato, sale, spezie, 1 lt di brodo di pollo.

Preparazione. Affettate i champignons e fateli saltare nell'olio o burro. Aggiungete le carote, cipolle tritate, le spezie, il sale e lasciate cuocere per qualche minuto.
Lavate il riso e mischiatelo con i champignons, aggiungete il brodo. Cuocete fino a fine cottura (circa 15/20 minuti), Prima di servire spolverate di prezzemolo e basilico.

145 – 318419

Ingredienti: 5 melanzane, champignons, 90 g di farina, 500 g di crème, 100 g di olio vegetale, spezie, sale.

Preparazione. Affettate le melanzane, tuffatele nell'acqua calda salata per 5 minuti, scolatele, asciugatele, infarinatele e saltatele nell'olio. Cuocete gli champignons 5/10 minuti, salate poi aggiungeteli alle melanzane e fate dorare insieme. Aggiungete la crème, ricoprite e lasciate cuocere per 30/40 minuti.
Prima di servire spolverate di spezie.

146 – 498641819

Ingredienti: 850 di patate, 120 g di olio per frigere, succo d'arancia, 1 arancia, 1 cucchiaino di zucchero, sale, basilico e menta.

Preparazione. Affettate le patate, lavatele, asciugatele, spolveratele di sale e zucchero e mischiatele insieme. In una friggitrice scaldate l'olio fino a 170/180°C. introducete le patate e doratele. Toglietele con una ramina, scolatele bene e versatele su un foglio che assorba l'olio. Mettete su un piatto e irrorate leggermente di succo d'arancia. Decorate con rondelle d'arancia, basilico e menta.

147 – 49861481

Ingredienti: 800 g di patate, 450 g di pollo o maiale cotto, 2 uova, 2 cucchiai di farina o pane grattuggiato, 4 cucchiai di crème, aneto.

Preparazione. Cuocete le patate con la buccia, poi sbucciate e schiacciate in purea. Passate la carne nel mixer e unitela alla purea di patate. Aggiungete le uova, mischiate bene e formate delle polpette. Passatele nella farina o pane grattugiato e friggetele. Servite con la crème.

148 – 48964181

Ingredienti: 550 g di patate, 1 lt d'acqua, 1 bicchiere di latte, 50 g di burro, 3 uova, 3 cucchiai di crème, 100 g di formaggio grattugiato, sale, pepe nero macinato, prezzemolo e aneto.

Preparazione. Cuocete le patate pelate nell'acqua salata. Schiacciatele e mischiatele con il latte. Salate e aggiungete il burro e un uovo. Mischiate bene. Inserite in una sac à poche e depositate su una placca da forno imburrata dei piccoli vulcanini che spennellerete con un tuorlo d'uovo. Fate dorare leggermente e a metà cottura inserite nell'incavo un po' di uovo sbattuto mischiato con la crème e spolverato di formaggio grattugiato. Salate, pepate e reinserite nel forno per finire la cottura. Prima di servire spolverate d'aneto e prezzemolo.

149 – 49864181

Ingredienti: 450 g di patate, 200 g di formaggio grattugiato, 70 g di crème, 2 albumi d'uovo, 50 g di burro.

Preparazione. Grattugiate le patate, aggiungete il formaggio grattugiato, la crème sbattuta e gli albumi montati a neve. Mischiate bene il tutto, inserite in una pirofila, spolverate di formaggio grattugiato e cuocete al forno. Disponete il soufflé in un piatto e dividete in porzioni.

150 – 4890641

Ingredienti: 1 kg di cavolo bianco, 3 uova, 2 cucchiai di pangrattato, 5 cucchiai di crème, 2 cucchiai di olio vegetale, sale, aneto o prezzemolo.

Preparazione. Cuocere le foglie del cavolo in acqua salata. Fate degli involtini con 2/3 foglie, passatele nell'uovo sbattuto, nel pangrattato e friggete nell'olio a metà cottura. Ricoprire gli involtini di crème, coprire il tegame e finire la cottura.

151 – 319418

Ingredienti: 20 gamberi, 250 g di cetrioli, 120 g di pisellini in scatola, 120 g di patate, 50 g di sedano, 1 mela, 1 vasetto di maionese, sale, zucchero, aneto.

Preparazione. Sbollentate i gamberi, sgusciarli e recuperare la carne. Cuocere le patate con la pelle, pelarle e tagliarle a cubetti. Pelare la mela eliminando semi e torsolo e grattugiarla insieme al sedano. Affettare il cetriolo e mischiare il tutto. Aggiungere i pisellini, la maionese, il sale e lo zucchero. Disporre in un'insalatiera, decorare con qualche pezzetto di gambero e l'aneto.

152 – 4987113194

Ingredienti: 1 zucca grande (5kg), 5 kg di cetrioli, 2 lt di salamoia all' 8% (800 g di sale per 10 lt d'acqua), 250 g d'aneto, 100 g di foglie di ribes nero, 1 radice di rafano, 20 foglie di quercia.

Preparazione. Tagliare la sommità della zucca, togliere i semi e una parte di polpa per ottenere un buon recipiente per la salamoia. Mischiate l'aneto con le foglie di ribes nero, quercia, rafano e fatene uno strato in fondo alla zucca. Sopra questo fate un letto di cetrioli e continuate ad alternare l'uno all'altro fino al riempimento di tutta la zucca. Ricoprite il tutto di salamoia e sistemate la zucca in un tino o barile. Mettete qualcosa di pesante.

153 – 49864181

Ingredienti: 900 g di pasta lievitata, 750 g di sottaceti, 3 cipolle, 2 cucchiai di olio vegetale, 2 cucchiai di thè, 2 cucchiai di biscotti sbriciolati, sale, pepe nere macinato.

Preparazione. Sgocciolate i sottaceti e affettateli, fateli saltare in un po' d'olio con la cipolla tritata, salate, pepate e scolate. Prendete metà pasta, sistematela sulla placca del forno e punzecchiate con l'aiuto di una forchetta. Depositate sopra il mix di sottaceti e cipolla e ricoprite con la pasta restante. Punzecchiate con la forchetta, spennellate con il thè nero zuccherato e spolverate di biscotti secchi. Cuocete al forno fino a che la pasta non sarà dorata.

154 – 4986414

Ingredienti: 250 g di zucchine, 4 uova, 1 bicchiere di latte, 70 g di crème, 50 g di burro, sale, zucchero.

Preparazione. Lavate, affettate le zucchine e fatele saltare nel burro fino a che non saranno tenere. Aggiungete la crème e fate cuocere ancora 2/3 minuti. Sbattete le uova con il latte, il sale e lo zucchero e versate il tutto in una padella calda e fate un omelette. Sistemate il ripieno di zucchine nel mezzo dell'omelette e richiudete a calzone. Dorate da entrambi lati.

155 – 49864171914

Ingredienti: 200 g di zucchine, 6 uova, 1 bicchiere di latte, 50 g di burro, sale, aneto o prezzemolo.

Preparazione. Lavate, affettate le zucchine e fatele saltare nel burro fino a che non saranno tenere. Mischiate le uova con il sale, il latte e il resto del burro e in una padella calda cuocete un omelette. Mischiate con le zucchine e spolverate di erbe tritate.

156 – 49864178

Ingredienti: 350 g di zucchine, 600 g di zucchero, aroma di limone.

Preparazione. Lavate, affettate le zucchine. Spolveratele di zucchero e lasciatele riposare. Dopo di che unite l'aroma di limone e cuocete a fuoco dolce fino a quando non saranno tenere.

157 – 418411

Ingredienti: 350 g di cavolo nero, 200 g di zucchine, 3 cucchiai di olio vegetale, 250 ml di latte, sale.

Preparazione. Cuocete il cavolo per fare un brodo. Lavate, affettate le zucchine e fatele saltare nel burro fino a che non saranno tenere. Unite le zucchine al brodo, il latte bollente, salate e servite caldo.

158 – 4986412

Ingredienti: 750 g di melanzane, 5 cucchiai di olio vegetale, 1 cucchiaio di farina, 2 uova, 2 cucchiai di latte, 40 g di burro, sale pepe nero.

Preparazione. Tagliate le melanzane a fette spesse. Sbattete bene la farina con il latte, le uova, il sale e il pepe. Tuffate ogni fetta di melanzana nel mix e fatela dorare nel burro. Passatele al forno per finire la cottura.

159 – 4986417

Ingredienti: 80 g di melanzane, 250 g di pane casareccio, 70 g di carote, 80 g di cavolfiore, 60 g di patate, 2 uova, 40 g di pisellini in scatola, 40 g di formaggio grattugiato, 20 g di burro, sale.

Preparazione. Cuocete il cavolfiore, le melanzane, le carote e le patate nell'acqua e scolatele. Tagliate a pezzi e aggiungete i pisellini, il burro, le uova sbattute, salate e mischiate bene. Affettate il pane e su ogni fetta sistemateci sopra il mix di verdure, spolverate di formaggio grattugiato e passate nel forno caldo.

160 – 498641518

Ingredienti: 230 g di melanzane, 230 g di peperoni, 2 spicchi d'aglio, 3 cucchiai di olio vegetale, aceto bianco, sale.

Preparazione. Affettate le melanzane nel senso della lunghezza e fatele dorare nell'olio fino a metà cottura. Lavate i peperoni, privateli dei semi e tagliateli a listelli. Schiacciate l'aglio. In una pirofila profonda sistemate uno strato di melanzane, uno di peperoni, spargete i pezzetti d'aglio, irrorate con l'aceto, riprendere a fare gli strati di verdure (fare 4/5 strati). Terminate con le melanzane. Ricoprite con un pezzo di legno piatto (un tagliere) e mettete sopra qualcosa di pesante. Lasciate riposare in luogo fresco per 4/5 ore.

161 – 4716418

Ingredienti: 250 g di pane casareccio affettato, 6 uova sode, 20 g di margarina, 400 g di melanzane, 3 cucchiai di olio vegetale, 20 g di burro, sale, paprika.

Preparazione. Passate le fette di pane nell'acqua e poi nell'uovo sbattuto e doratele nella margarina calda. Preparate una purea di melanzane, aggiustate di paprika, sale e olio vegetale. Sistemate la purea in una pirofila con sopra le tartine. Decorate con le fette di uova sode. Fate fondere il burro in una padella, insaporite di paprika e irrorare il piatto con questa salsa calda.

162 – 21931841

Ingredienti: 350 g di filetti di luccio, 250 g di pomodori, 1 cucchiaio di olio vegetale, 20 g di formaggio grattugiato, 20 g di burro, 200 g di salsa di pomodoro, sale, pepe nero macinato.

Preparazione. Tuffate i pomodori nell'acqua bollente per qualche secondo e pelateli, poi affettateli. Salate, pepate e saltate nell'olio. Lavate il pesce e sistemate i filetti in una pirofila con i pomodori sopra, ricoprite di salsa di pomodoro. Spolverate di formaggio grattugiato, irrorate d'olio e cuocete al forno.

163 – 489641

Ingredienti: 900 g di zucca, 900 g di pomodori, 4 cucchiai di farina, 100 g di formaggio grattugiato, 100 g di burro, sale, pepe nero macinato, spezie.

Preparazione. Tagliate a pezzi la zucca. Salate, pepate. Passate i pezzi nella farina e dorateli in padella nel burro caldo. A quasi fine cottura ritirateli e sistemateli su una placca da forno imburrata. Tagliate a fette spesse i pomodori e sistemateli sulla zucca, irrorate di burro fuso e spolverate di formaggio grattugiato. Cuocere qualche minuto al forno. Servite il piatto freddo decorato con spezie.

164 – 4986412191

Ingredienti: 4 uova, 120 g di formaggio grattugiato, 75 g di burro, 3/4 pomodori, 1 cipolla verde, sale.

Preparazione. Tuffate i pomodori nell'acqua bollente per qualche secondo e pelateli, poi tagliateli a pezzi. Riscaldate una padella con il burro e dorate i pomodori. Sistemateli su un piatto.

Preparazione dell'omelette. Sbattete le uova con il sale, aggiungete la cipolla tritata e il formaggio, mischiate bene. Fate fondere il restante burro nella padella e cuocete l'omelette da 5/8 minuti. Sistemate l'omelette sui pomodori. Spolverate di aneto o prezzemolo tritato.

Dessert

165 – 2194813194

Ingredienti: 150 g di farina, 30 g di lievito secco del panettiere, 2 cucchiaini di zucchero, 1 uovo, 70 ml di acqua, 1 cucchiaio di zucchero a velo, 800 g d'olio per friggere. 1 pizzico di sale.

Preparazione. Mischiate bene il lievito con la farina aggiungete l'acqua e lasciate riposare la pasta. Sbattete l'uovo con il sale e lo zucchero. Aggiungete l'uovo alla pasta e mischiate bene fino a quando non sarà diventata elastica. Tirate la pasta con un matterello fino a quando non sarà fine, tagliate delle strisce di 3/4 cm di lunghezza. Scaldate l'olio in una friggitrice (minimo 5 cm di spessore). Tuffate le strisce nell'olio bollente e doratele. Scolatele e spolverate di zucchero a velo.

166 – 49864189

Ingredienti: 550 g di farina, 5 uova, 100 g di zucchero, 50 g di panna, 1 cucchiaio di rhum, 2 cucchiaini di sale, 750 g di olio per friggere, marmellata, 100 g di noci macinate.

Preparazione. Sbattete le uova con lo zucchero fino a quando il composto non sarà bianco. Incorporate la panna, il sale e il rhum. Versate il tutto sulla farina e impastate, lasciate riposare. Tirate la pasta fine e tagliate in rettangoli di 3/4 cm. Formate delle figurine con questi rettangoli. Tuffate le figurine nell'olio bollente fino a dorarle. Scolatele e servitele con la marmellata.

167 – 3790641

Ingredienti: 4 uova, 100 ml d'acqua, 60 g di rhum, 550 g di farina, 100 g di zucchero, 100/150 g di marmellata di fragole, 600/700 ml di olio per friggere.

Preparazione. Preparate la pasta, tirate finemente e tagliate in cerchi. Mettete nel centro un po' di marmellata e chiudete i bordi. Dorate nell'olio bollente. Scolate e spolverate di zucchero o zucchero a velo.

168 – 4896418

Ingredienti: 2 uova, 70 ml d'acqua, 1 cucchiaio di vodka, 650 g di olio per friggere, 450 g di farina, 180 g di zucchero, 1/2 cucchiai di zucchero o zucchero a velo.

Preparazione. Sbattete le uova con lo zucchero e aggiungete la vodka. Tirate la pasta e ritagliate dei rettangoli (da 5/7 cm). Fare una tacca in ogni rettangolo nel mezzo e passare un'estremità nel foro per trasformarlo. Friggere fino a dorarli, scolateli e spolverate di zucchero.

169 – 7194819101

Ingredienti: 450 g di latte, 3 uova, 100 g di zucchero, 30 g di lievito secco, 500 g di farina, 150/200 g di zucchero a velo 50 g di burro o margarina, 10 g di sale, 1 lt d'olio vegetale.

Preparazione. Setacciate la farina e mischiatela bene con il lievito. Aggiungere lo zucchero, il latte e fate la pasta. Lasciate riposare vicino ad una fonte di calore.
Sbattere le uova, il sale e il burro fuso e incorporare nella pasta e impastate fino a consistenza elastica. Lasciar riposare per 30/40 minuti. Tagliate a pezzi identici e formate delle ciambelline, lasciate riposare per 15/20 min poi friggete. Scolate e spolverate di zucchero.

170 – 3194810481

Ingredienti: 550 g di farina, 30 g di lievito secco, 350 ml di latte, 1 lt d'olio vegetale, 2 tuorli d'uovo, 1 cucchiaio di rhum, 10 g di sale, 100 di cocco grattugiato, 100 g di zucchero a velo.

Per la crema: 1 bicchiere di latte, 200 g di zucchero, 2 cucchiai di farina o fecola, 200 g di burro.

Preparazione. Setacciate la farina e mischiatela bene con il lievito. Aggiungere lo zucchero, un po' di latte e fate la pasta. Lasciate riposare vicino ad una fonte di calore per 15/20 minuti.
Quando la pasta avrà raddoppiato il volume aggiungete 2 cucchiai di olio vegetale, i tuorli, il sale, il rhum e il restante latte. Impastate bene il tutto e lasciate riposare per 30/40 minuti. Tirate la pasta con un mattarello (2 cm di spessore) e con un bicchiere tagliate dei cerchi.

Preparazione della crema. In una casseruola mischiate la farina, lo zucchero e il latte. Portare a ebollizione sempre mischiando. Appena il latte comincia a bollire togliere dal fuoco e lasciare raffreddare. Aggiungete il burro e sbattete la crema con un mixer. Stendete la crema su ogni cerchio e riunite 2 per 2. Lasciate riposare per 15/20 minuti e friggete nell'olio caldo. Mischiate la noce di cocco con lo zucchero e spolverate i dolcetti.

171 – 59864189

Ingredienti: 3 arance, 300 g di fragole, 2 cucchiai di panna montata, cocco grattugiato, menta fresca.

Preparazione. Lavate le arance tagliate a metà, e recuperate 6 coppette. Mischiate la polpa delle arance tagliate a pezzi con le fragole e la panna. Riempite le coppette di frutta, irrorate di succo d'arancia, spolverate di cocco e decorate con le foglie di menta.

172 – 4916487148

Ingredienti: 3 barbabietole medie, 1 mela verde, 600 g di ciliege, 20 nocciole, 100 g di crème fraîche, zucchero a gusto.

Preparazione. Lavate e cuocete le barbabietole. Pelatele e grattugiatele. Sgusciate le nocciole, tostatele e grattugiatele. Lavate, snocciolate le ciliegie e passatele nel mixer. Mischiate le barbabietole, la mela, le nocciole e la purea di ciliegie, aggiungete lo zucchero e la crème.

METODO
DI RIGENERAZIONE
DELL'ORGANISMO
UMANO

METODO DI RIGENERAZIONE DELL'ORGANISMO UMANO

Estratto da *Guida Pratica di rigenerazione* dell'organismo umano

Per rigenerare, non importa quali, tessuti, cellule, organismi o qualsiasi altro elemento costitutivo dell'organismo umano, altrimenti chiamato "materia", grazie alla concentrazione sulle serie numeriche, si può usare il metodo descritto qui di seguito:

1. Leggete le cifre della serie numerica corrispondente alla materia da rigenerare.
2. Pronunciate mentalmente le cifre della serie numerica corrispondente alla materia da rigenerare.
3. Osservate attentamente il nome della materia o l'immagine che la rappresenta e pronunciate mentalmente le cifre della serie numerica appropriata.
4. Immaginate di trovarvi al centro delle cifre della serie numerica associata alla materia da rigenerare. Cercate di percepire chiaramente nella vostra immaginazione le cifre tra cui vi trovate. È probabile che la luce dei numeri vi raggiunga. Voi potete effettuare le azioni descritte qui sopra con tutte le cifre della serie.
5. Immaginate di osservare la serie numerica dall'alto.
6. Immaginate che la serie numerica si trovi dalla parte del corpo che necessita rigenerazione. Per farlo dovete utilizzare le immagini fornite in questo libro che corrispondono alla serie numerica che state per utilizzare.
7. Immaginate che la serie numerica si trovi dentro l'immagine che rappresenta la materia in questione e nella parte riflessa di questa immagine.
8. Confrontando le cifre della serie, voi potete individuare l'interazione che si produce all'interno delle diverse materie del corpo che voi volete indirizzare verso la norma. È ugualmente possibile rigenerare la materia grazie alla serie numerica associata ad un'altra materia. In questo caso vi potete

concentrare sulla serie numerica della materia da ricostruire, e allo stesso tempo o successivamente sulla serie numerica associata ad un altro elemento. Nel farlo, focalizzatevi innanzitutto sulle cifre che coincidono nelle due serie numeriche. Dopo di che utilizzate la serie numerica completa dell'altro elemento immaginando che un raggio di luce proveniente da questa serie numerica attraversi quelle della materia che volete rigenerare o meglio la materia stessa. Percependo l'effetto rigenerativo immediato, voi potete individuare il punto o la zona nel vostro corpo che si trova direttamente dietro la materia rigenerata. È attraverso questo punto o zona che la materia si è rigenerata. Questo campo verrà trovato nell'altra materia scelta da rigenerare utilizzando la serie numerica corrispondente. Ci possono essere diversi punti o zone attraverso cui è possibile creare la materia. Il primo punto o zona della creazione della materia in questione si trova comunque sempre nella materia stessa. Se voi individuate i punti o le zone della creazione della materia da ricostruire dalle serie numeriche, sarete in grado di rigenerare la materia attraverso la concentrazione su questi punti e queste zone. Nel farlo, voi dovete anche individuare lo stato spirituale corrispondente alla rigenerazione e alla norma della materia scelta. Ricordando questo stato spirituale voi potete rigenerare la materia per mezzo dello stimolo spirituale. Applicando questa azione spirituale a tutta la materia del corpo e tenendo conto degli eventi esterni potrete ottenere lo stato spirituale corrispondente allo sviluppo eterno. In questo caso, diverse serie numeriche potranno, secondo la vostra percezione, corrispondere alla materia da rigenerare.

9. Per accelerare la rigenerazione della materia costituente il corpo umano, voi potete percepire gli spazi tra le serie numeriche come gli spazi tra le parole di una frase. In tal modo, una parola si trova dietro ogni componente numerico della serie. Il componente è diviso da uno spazio, e la parola equivale al funzionamento normale della rispettiva materia. Percependo questa parola, voi dovete anche individuare il livello che crea la materia associata alla serie numerica e la materia corrispondente all'intero corpo. La luce che crea la materia associata ad una serie

numerica si diffonde secondo le leggi dell'ottica su tutta la materia del corpo umano e sull'ambiente circostante. Da questo si può comprendere perché si ha l'impressione che certe sensazioni ed emozioni provengano dall'esterno. Questo vi aiuta ad individuare con più esattezza se dovete pilotare gli eventi basandovi sull'interazione del corpo o sull'interazione della materia costitutiva dell'organismo umano e dell'ambiente circostante. Questo metodo vi permette di pilotare gli eventi più efficacemente e di farli evolvere fino ad uno stato normale della materia, indipendentemente da qualsiasi circostanza. Pertanto ricevete allo stesso tempo la materia costitutiva dell'organismo umano e dell'ambiente circostante come se steste guardando con la visione fisica. In tal modo avete la possibilità di capire come agire in qualsiasi situazione per assicurare lo sviluppo eterno. Voi potete intraprendere un'azione fisica o spirituale, secondo il caso, per normalizzare gli eventi in previsione della vita eterna. La percezione prodotta in questo modo fa evolvere il vostro spirito, la vostra Anima e il vostro corpo fisico fino ad un livello che permetterà di creare la materia del corpo umano dallo spirito. I numeri vi daranno la possibilità di ottenere lo stato spirituale corrispondente alla norma della materia del corpo umano. Per rinforzare il pilotaggio, potete usare le leggi della fisica più conosciute e ancorate nella coscienza collettiva. Come la legge sulla doppia onda di particelle della materia secondo la quale un oggetto può mostrare altrettanto bene sia le proprietà ondulatorie che quelle statiche della materia. Focalizzando sulle serie numeriche e creando in tal modo le onde luminose secondo le norme della materia dell'organismo umano, voi creerete la materia per un normale funzionamento. Voi potete utilizzare tutti i metodi della rigenerazione dell'organismo umano presentato in questo lavoro per prevenire e guarire le malattie, ringiovanire l'essere umano, ricostruire la materia indipendentemente dai dati iniziali utilizzati per la rigenerazione. Se ricorrete ai metodi da 1 a 9 descritti qui sopra voi dovete prendere in considerazione ciò che segue:

1. In caso di utilizzo di serie numeriche per prevenire una malattia è necessario estendere la vostra azione al futuro.

2. Se lavorate sul ringiovanimento vi dovete focalizzare innanzitutto tenendo conto dello sviluppo eterno. Dopo, vi concentrerete sulla materia che state per ringiovanire.
3. Se praticate la rigenerazione della materia del corpo umano, vi potete concentrare sulle serie numeriche utilizzando i diversi metodi descritti in questo libro. Potrete anche utilizzare le serie associate alla materia da rigenerarsi corrispondenti alle zone dove si trova questa materia.
4. Se desiderate rigenerare la materia dopo la morte biologica della persona focalizzatevi innanzitutto sui numeri da sinistra a destra e poi da destra a sinistra.

L'impulso spirituale che crea la materia del corpo umano permette di espandere i metodi della sua rigenerazione. Quando ricostruite la materia dell'organismo umano, voi dovete conservare il livello spirituale fino a raggiungere lo stato o la materia dell'organismo umano creato e indotto dal funzionamento sulla base dei principi biologici e degli eventi, ma anche grazie all'azione spirituale. Un tale stato spirituale deve assicurare la rigenerazione completa dell'organismo umano indipendentemente dai dati iniziali o di qualsiasi circostanza.

INDICE

Edizioni L'Arcipelago
info@edizionilarcipelago.it
www.edizionilarcipelago.it

Stampato da Tipografia Passatore (Forlimpopoli)
per conto di Edizioni L'Arcipelago
prima stampa: novembre 2017

www.ingramcontent.com/pod-product-compliance
Lightning Source LLC
Chambersburg PA
CBHW070919270326
41927CB00011B/2633
* 9 7 8 8 8 8 9 5 1 7 1 9 2 *